Thorsten Tschirner

YOGA

südwest°

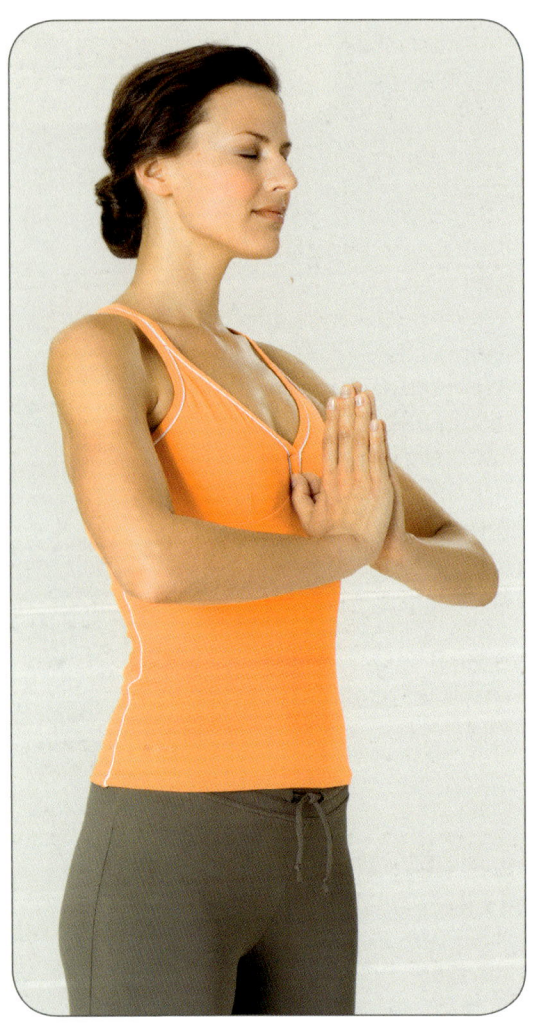

Einleitung 5

Körper und Geist im Lot 6
Asanas – es geht voran 6
Vorbereitung und Trainingsaufbau 6
Atem ist Leben 8
Richtig üben – mehr positive Energie 9
Übungsaufbau 10
Grundpositionen – Achtsamkeit lernen 11
Aufwärmen – am Beginn des Wegs 12
Die Asanas – neue Kraft tanken 12
Entspannung –
   die innere Balance fördern 13

Das Yogatraining 15

Grundpositionen – Achtsamkeit lernen
Kindeshaltung 16
Kindeshaltung (Sitz) 16
Berghaltung – aufrechter Stand 17
Berghaltung 17
Vierfüßlerstand 18
Krafthaltung im Vierfüßlerstand 18
Fersensitz 19
Aufrechter Sitz 19

Aufwärmen – am Beginn des Wegs
Katze 20
Katze streckt ihr Bein 20
Gedrehte Dehnung mit abgelegtem Arm 21
Gedrehte Dehnung 21

Inhalt

Die Asanas – neue Kraft tanken
Brust, Schultern, Arme
Kuhgesicht (mit Handtuch) 22
Kuhgesicht 22
Brett mit abgelegtem Knie 23
Brett 23
Hund mit gebeugten Beinen 24
Hund 24
Seitstütz mit abgelegtem Knie 25
Seitstütz mit gestreckten Beinen 25

Bauch, Taille, Rücken
Kleine Kobra 26
Kobra 26
Gestreckte Seitdehnung mit
  abgestütztem Arm 27
Gestreckte Seitdehnung 27
Drehsitz mit abgelegtem Arm 28
Drehsitz 28
Kleine Brücke 29
Brücke 29
Einfaches Dreieck 30
Gedrehtes Dreieck 30
Einfaches Boot 31
Boot 31

Beine, Po
Halbe Heuschrecke 32
Heuschrecke 32

Vorbeuge mit gebeugten Beinen 33
Vorbeuge mit gestreckten Beinen 33
Kraftvolle Haltung 34
Kraftvolle Haltung – Adler 34
Einfacher Baum 35
Baum 35
Krieger I mit abgesenkten Armen 36
Krieger I 36
Einfacher Krieger II 37
Krieger II 37
Aufgehender Mond mit
  abgesenkten Armen 38
Aufgehender Mond 38
Einfacher Tänzer 39
Tänzer 39

Entspannung – die innere Balance fördern
Totenstellung (Rückenlage) 40
Totenstellung (Bauchlage) 40
Halber Schulterstand 41
Schulterstand 41

Übungssequenzen 43
Sonnengruß – Surya Namaskara 44
Sonnengruß II 45
Programme für Einsteiger 46

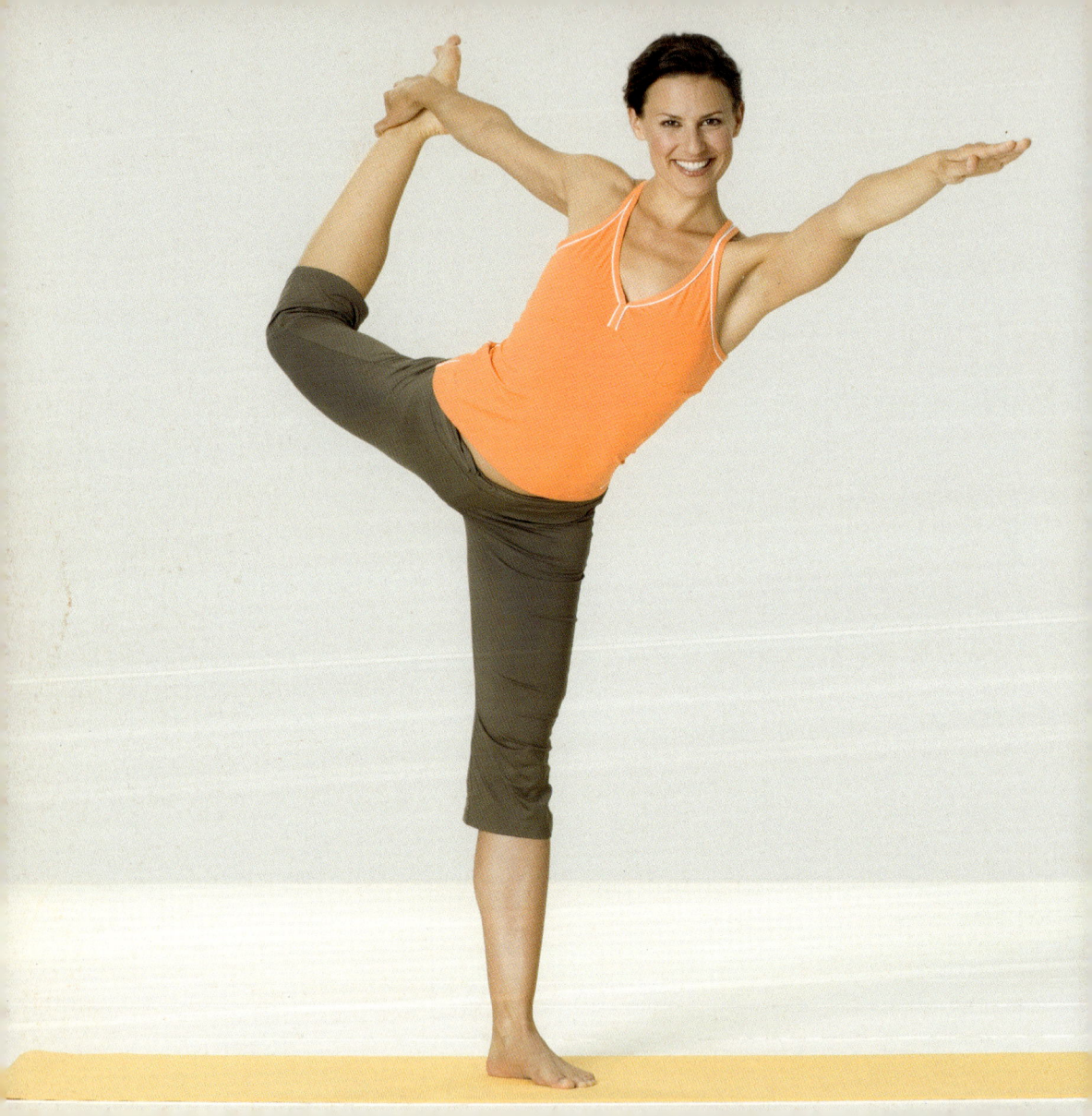

Einleitung

Yoga hilft uns, unser inneres Gleichgewicht
wiederzufinden – es bringt Körper, Geist und
Seele in Einklang. Diese Jahrtausende alte
Tradition lehrt uns, dass wir uns wieder auf uns
selbst besinnen, und zeigt uns einen Weg zu
Glück, Zufriedenheit und Gesundheit,
den jeder beschreiten kann.
Machen Sie sich noch heute auf diesen Weg!

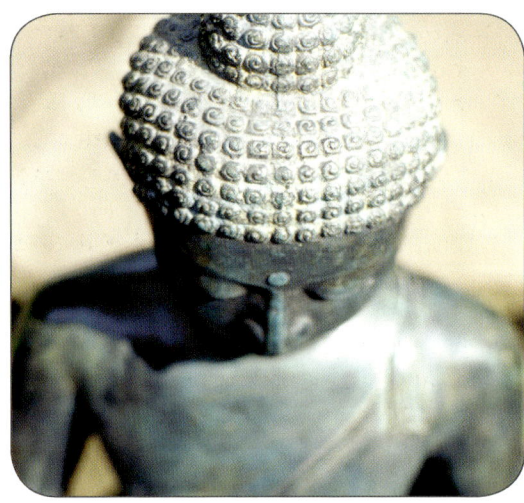

Körper und Geist im Lot

Wer regelmäßig Yogaübungen (Asanas) durchführt, dehnt und kräftigt nicht nur jeden einzelnen Muskel, sondern schläft besser, fördert seinen Stoffwechsel und hält leichter sein Wunschgewicht.

Aber Yoga ist mehr als nur ein reines Fitnessprogramm; es ist eine seit über 2000 Jahren bewährte ganzheitliche Methode, mit der Sie Körper und Seele garantiert in Einklang bringen.

Die Hatha-Yogaübungen kombinieren traditionelle Körperhaltungen (Asanas) und Atemtechniken (Pranayamas). Beginnen Sie noch heute, und bringen Sie Ihren Körper und Geist auf Wohlfühlkurs.

Die Übungen sind für jedermann leicht umzusetzen – sie erfordern lediglich eine kontinuierliche Praxis. Aber es lohnt sich: Am Ende fühlen Sie sich wie neugeboren.

Asanas – es geht voran

Sobald Sie die Einstiegsvarianten beherrschen, können Sie sich die komplexeren Positionen erarbeiten.

Wechseln Sie stets fließend und entspannt von einer Asana zur anderen. Dabei lohnt sich eine Portion gesunde Disziplin: Die fließenden Bewegungen werden Ihre Lebenskraft aktivieren, den Körper ins Gleichgewicht und den Geist in Hochform bringen.

Schließen Sie Freundschaft mit Ihrem Körper

Konzentrieren Sie sich besonders auf den Einklang von Bewegung und Atmung. So schulen Sie Ihre Körperwahrnehmung zusätzlich – das Figurtraining bekommen Sie ohnehin. Auf Sie warten neue Erfahrungen, die unter die Haut gehen.

Vorbereitung und Trainingsaufbau

- Ihr Übungsplatz sollte ein warmer, gut gelüfteter Raum sein.

- Ihre Kleidung sollte bequem sein. Wählen Sie Ihre Wohlfühlkleidung nicht zu kühl und nicht zu warm. Sie können mit Socken oder barfuß trainieren.
- Ihre Ausrüstung besteht aus einer rutschfesten Gymnastik- oder Yogamatte, einem Handtuch und einer wärmenden Decke für die Entspannungsphase.
- Bei der körperlichen Vorbereitung beachten Sie ein paar einfache Grundregeln: Trinken Sie vorher nur wenig und trainieren Sie nicht mit vollem Magen. Die letzte Mahlzeit sollte mindestens 2 bis 3 Stunden zurückliegen.
- Zur mentalen Vorbereitung ist es wichtig, dass Sie erst einmal innerlich entspannen und abschalten. Schließen Sie die Türen, schalten Sie das Telefon ab – und lassen Sie so den Alltag draußen.
- Die beste Zeit für das Yogatraining ist, es möglichst immer zur gleichen Zeit auszuführen. Trainieren Sie bevorzugt in den frühen Morgenstunden, um Körper und Geist auf Touren zu bringen, oder aber auch am späten Nachmittag.

Ihre Yogaroutine
- Bevor Sie mit dem Training beginnen, schalten Sie vom Alltag ab, lassen Sie Ihre Gedanken ruhen und entdecken Sie das Hier und Jetzt.
- Zum Aufwärmen genügt es, wenn Sie 2 einfache Asanas durchführen. Später kommt dann der Sonnengruß (Seite 44/45) hinzu.
- Wählen Sie für das Training 4 bis 6 Asanas aus. Beginnen Sie in der Berghaltung. Lassen Sie eine weitere stehende Position folgen. Dann gehen Sie in die Vorbeugen über. Anschließend werden die Körperhälften mit Drehhaltungen harmonisiert.
- Beenden Sie jede Yogaeinheit mit mindestens 5 Minuten in der Totenstellung. Spüren Sie Ihren Körper, atmen Sie Verspannungen und Sorgen einfach aus.

»Der Geist ist wie der Reiter, der Körper wie das Pferd.«

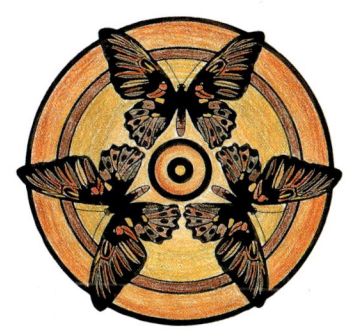

Atem ist Leben

Pranayama bedeutet »den Atem kontrollieren« und ist eines der wichtigsten Ziele des Yogas. Denn wer seine Atmung beherrscht, kontrolliert seine eigene Lebenskraft. Wer richtig atmet, fühlt sich lebendiger und ist seelisch stabiler.

Bewusstes Atmen stärkt Ihre natürliche Aura und gibt Ihnen neue Energie – ganz ohne Kalorienzufuhr. Sobald Sie die einzelnen Asanas beherrschen, konzentrieren Sie sich auf Ihren Atem. Das Beobachten der eigenen Atmung macht den Kopf frei und wirkt entspannend. Muskelarbeit und Meditation verbinden sich, und die übliche Gedankenflut wird gebändigt.

Die beiden folgenden Atemübungen können Sie jederzeit in Ihren Alltag integrieren. Fühlen Sie sich angespannt, gestresst oder schlapp, beginnen Sie doch Ihre Yogaeinheit mit der Tiefen- oder Wechselatmung: Der Geist wird wach, die Energien beginnen zu fließen.

Tiefenatmung

- Gehen Sie in den Fersensitz, der Oberkörper ist aufrecht, der Rücken gestreckt. Den Brustkorb öffnen, und tief und bewusst durch die Nase einatmen.
- Nehmen Sie sich 5 Sekunden Zeit, die untere Lungenhälfte zu füllen und Rippen und Bauch weit auszudehnen.
- Konzentrieren Sie sich darauf, in weiteren 5 Sekunden den oberen Teil mit Luft zu füllen. Dabei dehnt sich die Brust aus und der Bauch wird straff.
- 5 Sekunden den Atem anhalten und dann langsam und vollständig ausatmen.
- 4 bis 5 Mal wiederholen.

Körperliche Wirkung: stärkt Brust, Zwerchfell, das Nervensystem und auch die Widerstandskräfte

Geistige Wirkung: schafft neue Energie und hilft gegen Trägheit

Tipp Nach dem Ausatmen die Restluft bewusst ausströmen lassen.

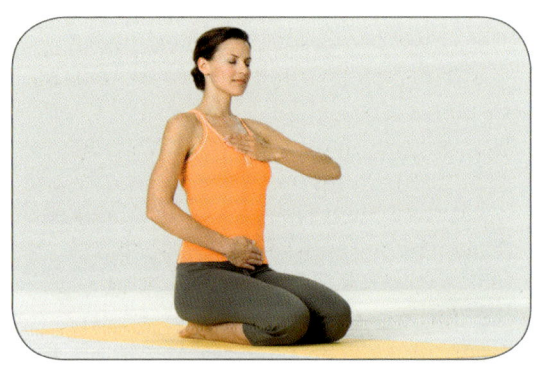

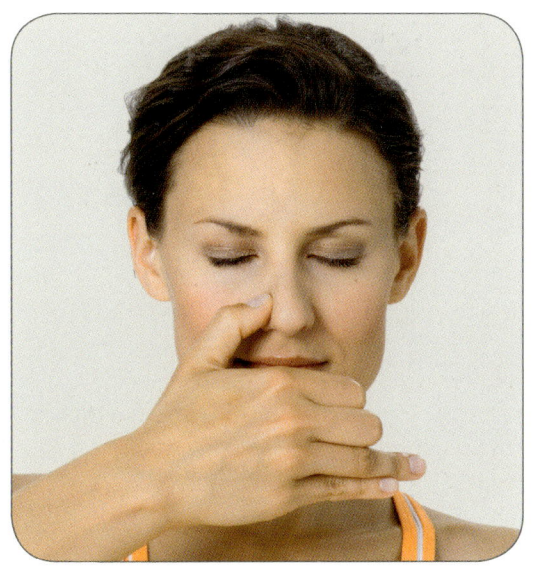

Wechselatmung

- Gehen Sie in einen bequemen Fersensitz, der Rücken ist gestreckt. Der Mund ist geschlossen, die Atmung strömt durch die Nase.
- Drücken Sie nun Zeige- und Mittelfinger der rechten Hand an den Daumenballen, die drei anderen Finger strecken Sie aus. Atmen Sie nun über beide Nasengänge ein, und während Sie ausatmen, verschließen Sie das rechte Nasenloch mit der Daumenkuppe.

- Atmen Sie über links ein. Verschließen Sie den linken Nasengang mit dem Ringfinger. Halten Sie die Atmung für einen Moment an, und atmen Sie ruhig über den rechten Nasengang aus und wieder ein.
- Anfangs zählen Sie in Gedanken bis 4, später bis 6, wenn es für Sie noch angenehm ist.

Körperliche Wirkung: hilft bei Spannungskopfschmerz

Geistige Wirkung: Ihr Kopf wird klarer, weil Sie tiefer und langsamer atmen.

Ausgleich: Totenstellung (Seite 40)

Richtig üben – mehr positive Energie

Hektik und Leistungsdenken sind beim Yoga fehl am Platz. Seien Sie rücksichtsvoll zu sich selbst. Yoga verlangt nichts von Ihnen, zu dem Sie nicht bereit sind! Genießen Sie den Augenblick. So trainieren Sie nicht nur Ihren Körper, sondern auch Ihren Geist. Lenken Sie Ihre Aufmerksamkeit zunächst auf den Bereich der intensivsten Dehnung, danach auf die umgebenden Zonen und schließlich auf Ihren gesamten Körper. Schmerzen bedeuten, dass Sie Ihre Körpergrenzen überschritten haben oder sich zu schnell bewegen. Schmerzen sind kontraproduktiv, da sich der Körper unwillkürlich verspannt. Gehen Sie es deshalb langsam an. Gehen Sie Schritt für Schritt weiter. Wenn Sie Ihre Yogaeinheiten intensivieren möchten, holen Sie sich ein Feedback im Einzel- oder Gruppenunterricht.

So geht's

- Jede Position soll eine kleine Herausforderung bieten, die Sie aber stets kontrollieren. Versuchen Sie nie, den Atem anzuhalten oder die Zähne zusammenzubeißen, um in der Position zu bleiben.
  Es geht vor allem darum, den eigenen Körper kennenzulernen und besser mit ihm umzugehen.
- Achten Sie darauf, dass Sie den Bewegungsfluss mit Ihrer Atmung unterstützen. Das hilft Ihnen, tiefer in die Asanas hineinzugehen.
- Wann immer Ihnen danach ist, gehen Sie zwischen zwei Asanas in die Kindeshaltung, um eine Pause einzulegen.
- Beginnen Sie jede Übung, indem Sie die Augen schließen und einmal durch die Nase tief ein- und ausatmen. Jeder Atemzug sollte fließend weich und regelmäßig sein.
- Verbringen Sie die Zeit mit sich selbst – ganz bewusst.

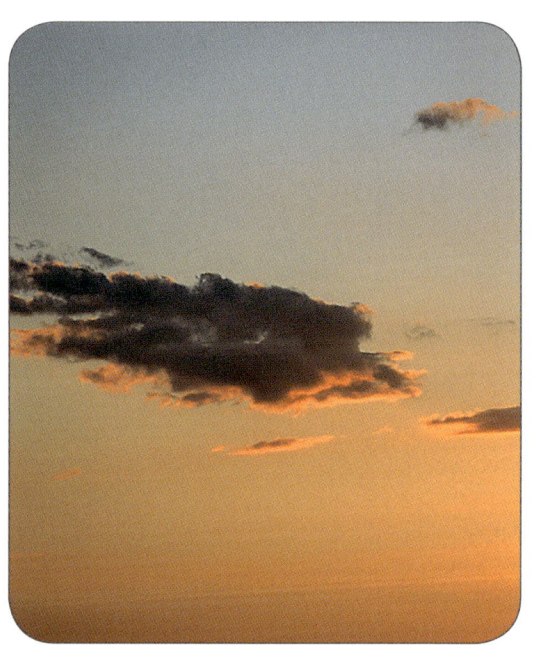

Übungsaufbau

- Das Yogatraining besteht aus 4 Einheiten: Grundpositionen, Aufwärmen, Übungen (Asanas), unterteilt in Körperregionen, sowie Entspannung.
- Jede Position bzw. Übung beginnt zuerst mit einer leichteren Variante, die zweite Variante ist stets anspruchsvoller.
- Auch die Übungen für jede Körperregion beginnen jeweils mit einfacheren, die kom-

plexeren Positionen folgen im Anschluss.

- Mit der Zeit können Sie sich steigern, indem Sie die einzelnen Stellungen länger halten und neue Übungen hinzufügen.
- Einseitige Übungen immer auf der anderen Seite wiederholen, wobei die »schwächere« Körperseite stärker trainiert werden sollte.
- Am Ende der beiden Übungen bzw. Positionen wird eine Ausgleichshaltung genannt, welche die während einer Asana intensiv geforderten Muskeln wieder entlastet.

Grundpositionen – Achtsamkeit lernen

Aus den Grundpositionen bewegen Sie Ihren Körper langsam in die jeweilige Endstellung. Beenden Sie eine Übung ebenso sorgfältig, wie Sie sie begonnen haben. Bevor Sie in eine entspannte Haltung zurückgehen, lösen Sie die Asanas in umgekehrter Reihenfolge wieder auf.

Üben Sie möglichst regelmäßig. 4 Mal wöchentlich 15 Minuten sind besser als einmal in der Woche 1 Stunde.

Um am Ball zu bleiben, sollten Sie sich mindestens 2 Mal in der Woche eine Viertelstunde gönnen.

Lassen Sie sich für jede Übung mindestens 3 bis 4 Atemzüge Zeit, und atmen Sie während der gesamten Übung gleichmäßig durch die Nase.

Sanfte Power

Einige Ausgangspositionen sind zu kräftigenden oder dynamischen Asanas weiterentwickelt. Gleiten Sie mehrmals in die jeweilige Asana hinein und aus ihr heraus, bevor Sie sie schließlich halten.

Erzwingen Sie nichts, aber weiten Sie sich mit jedem Ausatmen mehr. Selbst kleine Bewegungen bringen schon sehr viel. Konzentrieren Sie sich ganz auf Ihren Körper. Lassen Sie Ihre Gedanken nicht davonflattern, und erweitern Sie Ihr Yogatraining zu einer geistig-seelischen Übung.

»Du bist deine eigene Grenze. Erhebe dich darüber.«

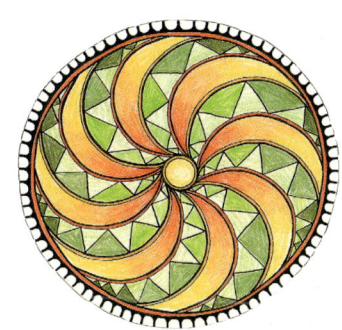

Aufwärmen – am Beginn des Wegs

Auch für Ihr Yoga-Work-out gilt: kein Training ohne Aufwärmen! Nehmen Sie sich zunächst Zeit zur Einstimmung. Sitzen oder liegen Sie ruhig und entspannt, und tauchen Sie in die eigene Stille ein. Ihr Atem bringt Sie so ganz von allein in Kontakt mit Ihrem Körper. Langsamkeit ist Trumpf.

Entfalten Sie Ihr Potenzial

Durch die anspruchsvolleren Asanas gewinnen Sie noch mehr Energie. Richten Sie sich nach Ihrem Atemrhythmus und achten Sie sehr genau darauf, wie Ihr Körper auf die einzelnen Haltungen reagiert.
Ein wenig ziehen darf es schon. Kontrollieren Sie diesen Dehnschmerz jedoch bewusst, indem Sie langsam eine Position einnehmen und diese genauso langsam wieder auflösen.

Die Asanas – neue Kraft tanken

Ein Asana besteht aus drei Phasen:
1. **Dynamische Phase –**
Sie nehmen die Grundposition ein.
2. **Meditative, yogische Phase –**
das »Eintauchen« in ein Asana.
3. **Schlussphase –**
das dynamische Herausgehen.

Der Kern jeder Übung ist stets die yogische Phase. Genießen Sie jede Übung und denken Sie immer daran: Ziel Ihrer Yogareise sind nur Sie selbst.

»Jede Asana kann auch bei Ihnen eine kleine Bewusstseinsveränderung bewirken. Sie gelangen zu sich selbst zurück.«

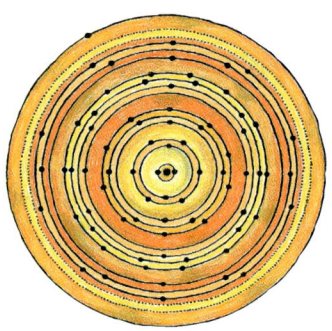

Kraft wächst aus Konzentration

Nehmen Sie jede Position behutsam und bewusst ein. Führen Sie Ihren Körper langsam zum Ziel. Zwang und Schmerz sind nicht Sinn der Yogapraxis, sondern Ihren Körper zu spüren, zu beobachten und Ungleichgewichte zu regulieren.
Gerade in der Achtsamkeit liegt die Stärke des Yogas. Wenn Sie sich Ihrer physischen und psychischen Grenze nähern, halten Sie

die Position mit gleichmäßig fließendem Atem. Bleiben Sie konzentriert. Das Ausatmen macht Ihren Körper bereit für den nächsten Schritt. Auf diese Weise gelangen Sie Schritt für Schritt vorwärts.

Entspannung – die innere Balance fördern

Legen Sie eine Pause ein! Steigen Sie nach den Übungen nicht gleich wieder in den Alltag ein. Spüren Sie noch einen Moment in sich hinein.
Die Yogaentspannung entlässt Sie gestärkt aus den Übungen, sie gleicht Körper und Geist aus. Atmen Sie tief ein und aus, und lassen Sie den Sauerstoff in jede Pore Ihres Körpers fließen.

Fitness für die Seele

Spüren Sie das Hier und Jetzt, und Ihre Sorgen fallen ganz von allein von Ihnen ab. Je öfter Sie üben, desto mehr werden Sie diesen erholsamen Geisteszustand erleben und in Zukunft nicht mehr missen wollen. Yoga lehrt uns das Leben in der Gegenwart. Nur der Augenblick gehört uns wirklich. Etwas anderes haben wir nicht. Das wahre Glück ist ganz nah: im Hier, im Jetzt – und in Ihnen.

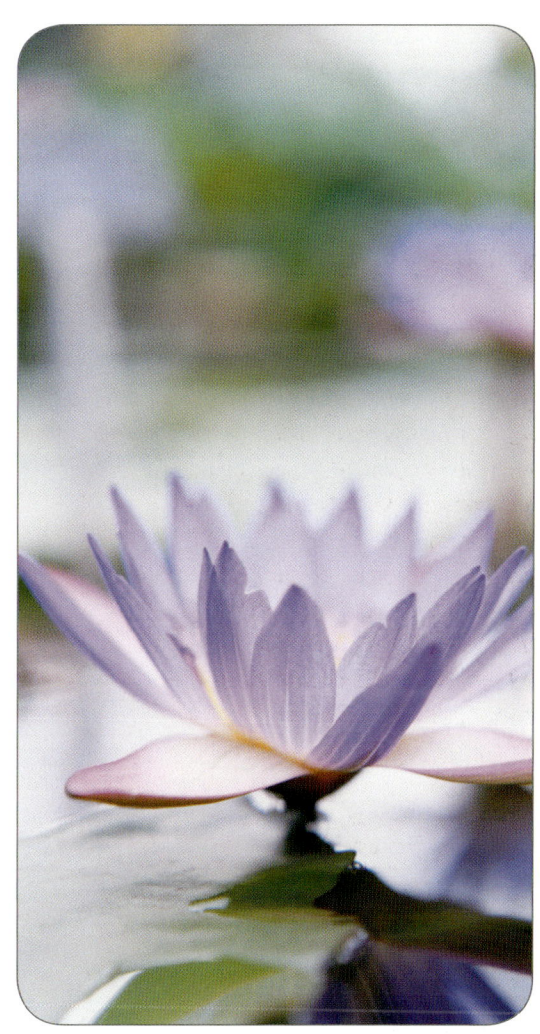

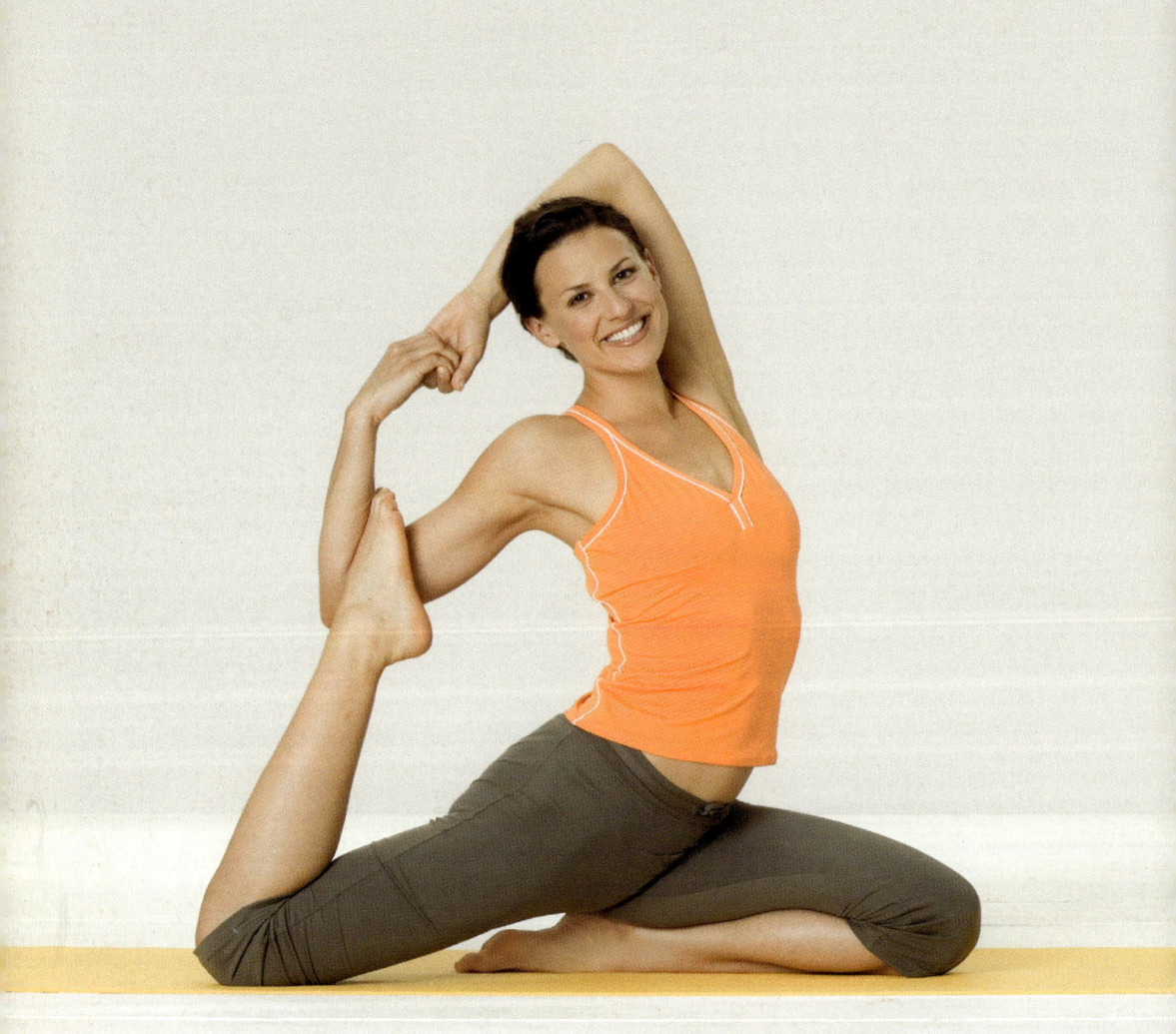

Das Yogatraining

Jetzt beginnt Ihre Reise in die Welt der Asanas – dem Training für Körper, Geist und Seele. Stimmen Sie sich mit einer Atemübung auf Ihre Yogaeinheit ein. Kommen Sie in den Grundpositionen zur Ruhe, und lassen Sie den Alltag für eine Weile hinter sich. Nachdem Sie sich ausgepowert haben, schöpfen Sie während der Entspannungsphase wieder Kraft und Energie.

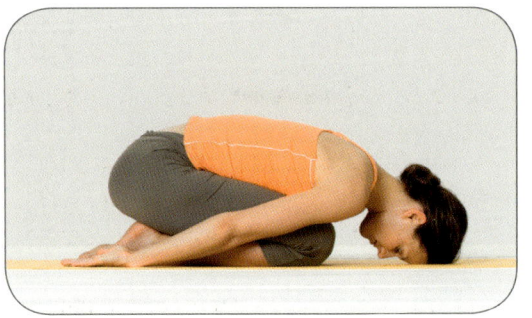

Kindeshaltung

- Aufrechter Fersensitz. Den Oberkörper langsam auf den Oberschenkeln ablegen, bis die Stirn den Boden berührt. Falls das zu tief ist, legen Sie ein Kissen unter die Stirn. Ihre Arme gleiten seitlich am Körper zu den Fersen, die Handrücken berühren den Boden.
- Schließen Sie die Augen, und atmen Sie für einige Male **tief und ruhig »in den Rücken hinein«**. Ziehen Sie sich mit all Ihren Sinnen von der Außenwelt zurück, und geben Sie alle Spannung aus Ihrem Körper ab.
- Zum Verlassen der Haltung die Arme weit nach vorn strecken und einige Male tief ein- und ausatmen.

Kindeshaltung (Sitz)

- Auf den Boden setzen und die Beine angewinkelt aufstellen.
- Beine mit den Armen umfassen, den Kopf langsam auf die Knie senken.
- Mehrmals tief und ruhig in den Bauchraum einatmen.
- Anschließend behutsam wieder aufrichten.

Körperliche Wirkung: sanfte Dehnung der Rumpfrückseite
Geistige Wirkung: hilft dem Geist, zu sich zu kommen
Ausgleich: Brücke
Hinweis: Wenn Sie mit der Stirn nicht bis zu den Knien kommen, legen Sie sie auf den Unterarmen ab.

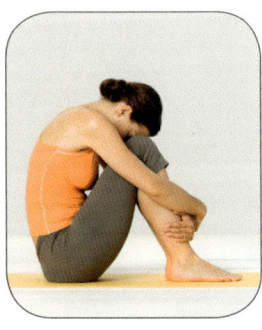

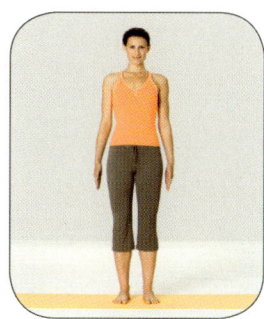

Berghaltung – aufrechter Stand

- Stellen Sie sich aufrecht hin, die Füße sind parallel. Kraftvoll mit den Außenkanten der Fersen gegen den Boden drücken. Spüren Sie, wie die Beine sich an den Rückseiten strecken, wie sich Ihr Becken aufrichtet, der Unterbauch etwas einzieht und Sie insgesamt ein Stück aus sich heraus wachsen?
- Der Kopf strebt nach oben, Arme sind aktiv neben dem Körper gestreckt, Fingerspitzen ziehen in Richtung Füße.
- Tief und ruhig ein- und ausatmen. Die Position möglichst lange halten.

Berghaltung

- Stellen Sie sich aufrecht hin, die Füße sind parallel.
- Heben Sie mit dem Einatmen die Arme über die Seiten nach oben über den Kopf und kommen gleichzeitig in den Zehenstand.
- Senken Sie die Außenkanten der Füße bei der Ausatmung ab, die Zehen bleiben dabei im Boden verankert.
- Beide Bewegungen im Gleichklang mit Ihrem Atemrhythmus wiederholen.

Körperliche Wirkung: entlastet die Wirbelsäule
Geistige Wirkung: stabilisiert den Geist
Ausgleich: bei der Berghaltung als neutrale Position nicht notwendig
Hinweis: barfuß auf dem Boden üben

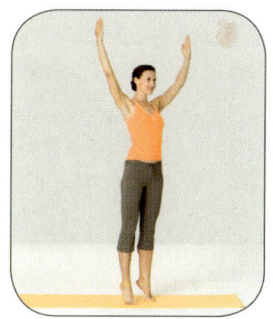

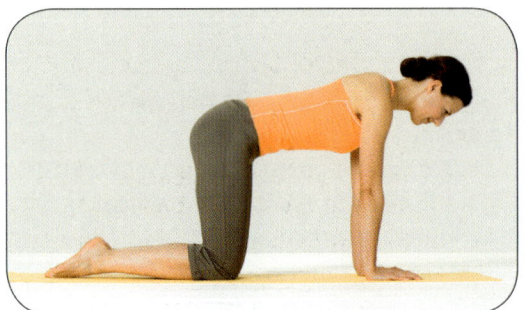

Vierfüßlerstand

- Sie knien auf allen vieren. Ihre Hände befinden sich senkrecht unter den Schultern, die Knie senkrecht unter den Hüften.
- Spreizen Sie nun die Finger, und verteilen Sie Ihr Gewicht gleichmäßig auf den Handflächen.
- Drücken Sie sich mit den Händen vom Boden weg, und ziehen Sie dabei Ihre Schulterblätter in Richtung Füße.
- Richten Sie den Blick zum Boden, Ihr Nacken bleibt gestreckt und der Kopf gerade.

Krafthaltung im Vierfüßlerstand

- Stellen Sie im Vierfüßlerstand die Zehen auf, und spannen Sie dabei die Rumpfmuskeln an.
- Drücken Sie sich mit den Händen kraftvoll vom Boden ab, und heben Sie die Knie wenige Zentimeter an.
- In dieser Haltung mit geradem Rücken einige Atemzüge verweilen. Dann über Knie und Fußrücken in den Fersensitz gehen.

Körperliche Wirkung: aktiviert die Rumpfmuskulatur
Geistige Wirkung: verleiht innere Kraft und Stärke *Kombi mit Kriegerin*
Ausgleich: Hund, Fersensitz, Kindeshaltung
Hinweis: während der Anspannung ruhig weiteratmen

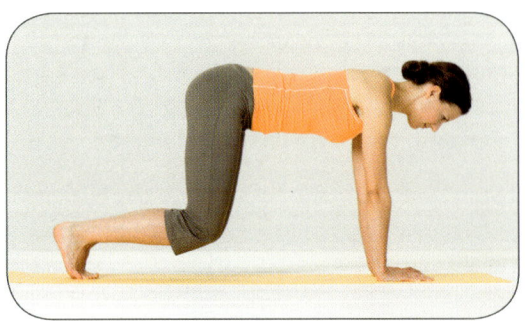

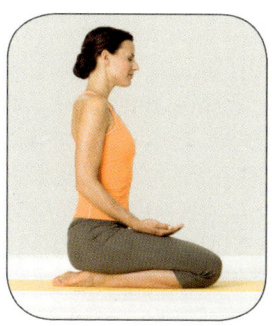

Fersensitz

- Knien Sie sich hin. Die Oberschenkel ruhen auf den Waden, die Hände liegen locker auf den Knien. Der Blick geht geradeaus.
- Strecken Sie sich vom Steißbein bis zur Kopfkrone, die Schultern bleiben dabei locker.
- Wenn die Position unangenehm ist, können Sie zwischen Füße und Gesäß ein Kissen oder eine gefaltete Decke legen.
- Schließen Sie die Augen oder fixieren Sie einen Punkt, und atmen Sie tief durch.

Aufrechter Sitz

- Sitzen Sie erhöht, beispielsweise auf einer zusammengefalteten Decke, Wirbelsäule und Becken bleiben aufrecht.
- Ziehen Sie die Beine zu sich heran, legen Sie die Ferse eines Beins an die Oberschenkelinnenseite des anderen und das zweite Bein direkt davor ab.
- Knie zum Boden senken, damit sich das Becken aufrichtet. Rücken und Brustkorb aufrichten und Schultern lockern. Die Wirbelsäule ist gerade, der Scheitel strebt nach oben.
- Atmen Sie, und kommen Sie zur Ruhe.

Körperliche Wirkung: beugt Venenschwäche vor
Geistige Wirkung: hilft, im Hier und Jetzt anzukommen
Ausgleich: Totenstellung

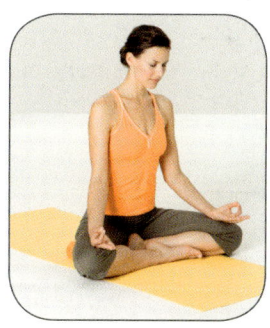

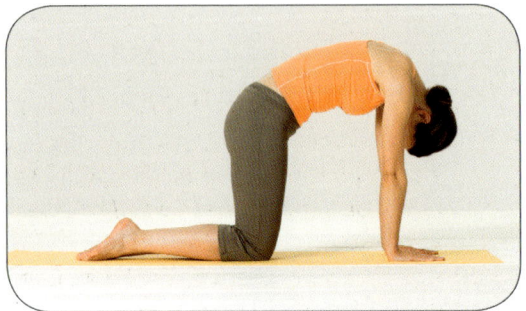

Katze

- Vierfüßlerstand. Handgelenke unterhalb der Schultern, Knie unterhalb der Hüften platzieren, und Rumpf parallel zum Boden halten.
- Einatmen: Ellbogen leicht beugen, Brust leicht nach vorn drücken und gleichzeitig die Schultern nach hinten ziehen. Am Ende des Einatmens strecken Sie den Nacken nach hinten und den Kopf vorsichtig nach oben.
- Ausatmen: Vom Becken ausgehend Wirbel für Wirbel einen Katzenbuckel machen, Kopf dabei nach vorn unten sinken lassen.
- 4 bis 6 Mal im eigenen Atemrhythmus wiederholen.

Katze streckt ihr Bein

- Vierfüßlerstand wie vorher einnehmen.
- Einatmen: Rechtes Bein weit in der Verlängerung des Rückens ausstrecken. Gleichzeitig Oberkörper und Nacken strecken.
- Ausatmen: Im Nabelbereich zusammenziehen, Kopf senken und Rücken zu einem Katzenbuckel wölben. Führen Sie dabei die Stirn dem rechten Knie entgegen. Das Bein weiter im eigenen Atemrhythmus strecken und anziehen. Anschließend Seite wechseln.

Körperliche Wirkung: entspannt Schultern und Rücken, mobilisiert die Wirbelsäule
Geistige Wirkung: beruhigt den Geist, zentriert die Sinne
Ausgleich: Kindeshaltung, Hund
Hinweis: Die Bewegung geht stets von der Körpermitte aus. Die Arme bleiben gestreckt.

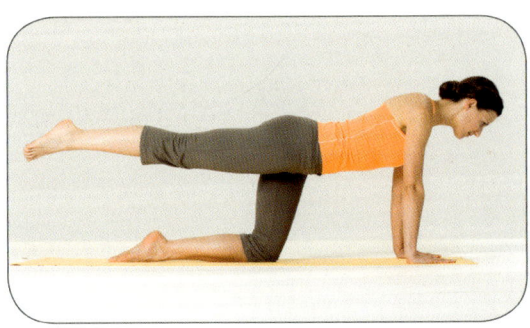

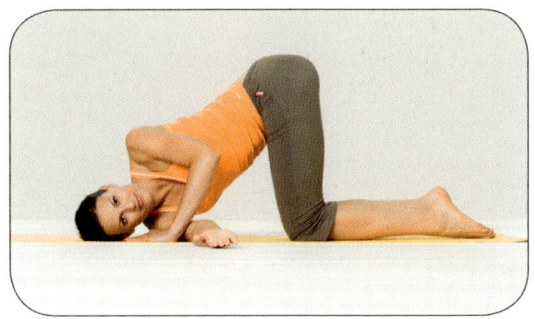

Gedrehte Dehnung mit abgelegtem Arm

- Im Vierfüßlerstand Hände schulterbreit etwas vor den Schultern aufsetzen.
- Ausatmen: Rechte Hand nach links unter dem linken Arm durchführen. Der Blick folgt der Bewegung nach links. In fließender Folge den Unterarm, die Schulter und den Kopf auf dem Boden ablegen. Spüren Sie, wie Ihr Rücken sich in der Drehung in die Länge zieht.
- Einatmen: Mit der linken Hand wieder hoch in den Vierfüßlerstand drücken und zur anderen Seite wechseln.
- 3 bis 4 Mal wiederholen.

Gedrehte Dehnung

- Vierfüßlerstand wie vorher einnehmen.
- Halten Sie beim »Einfädeln« den Unterarm knapp über dem Boden. Die Drehung findet aus der Brustwirbelsäule statt. Das Becken bewegt sich nicht.
- Den Arm nicht ablegen, um die Belastung für Ihren Stützarm zu verstärken.
- Mit fließendem Atem zur anderen Seite wechseln.
- 3 bis 4 Mal wiederholen.

Körperliche Wirkung: macht Rücken und Brustkorb beweglicher und entspannter
Geistige Wirkung: sammelt und zentriert
Ausgleich: Katze, Kindeshaltung
Hinweis: zur Entlastung der Knie eine Decke unterlegen

Dehnung rund um Schulterblätter

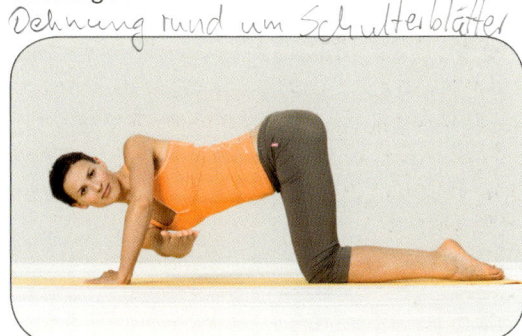

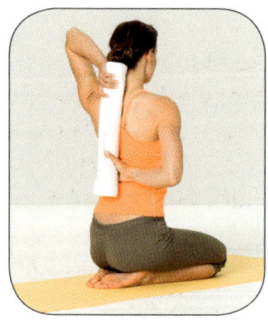

Kuhgesicht (mit Handtuch)

- Im Fersensitz den angewinkelten rechten Arm mit der Handfläche nach außen auf den Rücken legen. Mit der linken Hand von oben ein Handtuch hinter den Rücken nehmen. Die Handfläche zeigt zum Rücken.
- Umfassen Sie das Handtuch fest mit beiden Händen, und bringen Sie die Hände weiter zusammen.
- Position einige Atemzüge halten, dann den Oberkörper bewusst aufrichten.
- 3 bis 4 Mal wiederholen.

Kuhgesicht

- Im Fersensitz den angewinkelten rechten Arm mit der Handfläche nach außen auf den Rücken legen.
- Nehmen Sie nun den angewinkelten linken Arm hinter den Rücken, und haken Sie die Finger ineinander.
- Position einige Atemzüge halten und mit jedem Ausatmen etwas weiter in die Dehnung hineingehen.
- Schultern lockern, dann die Seite wechseln.

Körperliche Wirkung: macht die Schultern beweglicher, dehnt Arme und Brust
Geistige Wirkung: wirkt beruhigend, fördert Konzentration und Genauigkeit
Ausgleich: Kindeshaltung
Hinweis: Beginnen Sie die Übung auf Ihrer beweglicheren Seite.

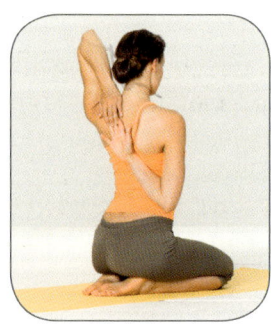

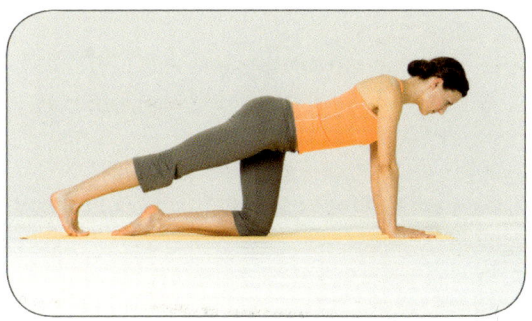

Brett mit abgelegtem Knie

- Im Vierfüßlerstand den Bauch zur Wirbelsäule ziehen, Arme aktiv strecken.
- Einatmen und mit dem Ausatmen den rechten Fuß mit gestrecktem Bein nach hinten stellen.
- Einatmen: Drücken Sie sich aus den Schultergelenken heraus nach oben, und spannen Sie die Brustmuskeln an. Der Rücken bleibt gerade, die Hüfte parallel zum Boden.
- 4 bis 5 Atemzüge halten, dann in die Ausgangsposition zurückkehren und die Übung mit dem linken Bein nach hinten ausgestreckt ausführen.
- Insgesamt 3 bis 5 Mal wiederholen.

Brett

- Im Vierfüßlerstand den Bauch zur Wirbelsäule ziehen, die Arme aktiv strecken.
- Einatmen. Mit dem Ausatmen zuerst den linken Fuß, dann den rechten mit gestrecktem Bein nach hinten stellen. Ihr Körper bildet eine Diagonale von der Ferse bis zum Scheitel. Der Nacken bleibt lang.
- Position einige tiefe Atemzüge halten.
- Langsam in den Vierfüßlerstand zurückkommen.

Körperliche Wirkung: kräftigt die tieferen Schichten der gesamten Rumpfmuskulatur
Geistige Wirkung: verleiht Stabilität und Ruhe
Ausgleich: Hund, Kindeshaltung
Hinweis: Schulterblätter aktiv nach hinten unten ziehen. Noch schwieriger wird es, wenn Sie sich auf die Unterarme stützen.

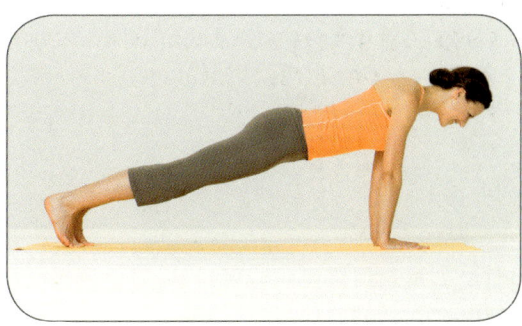

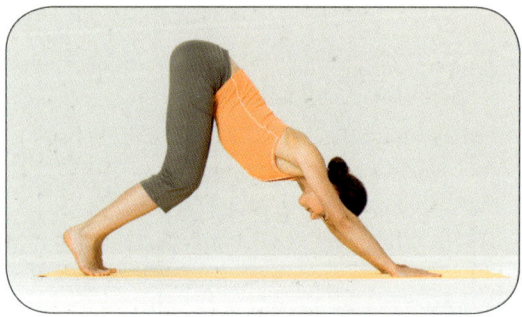

Hund mit gebeugten Beinen

- Im Vierfüßlerstand auf die Zehen gehen, die Hüften anheben und den Po nach oben schieben, sodass sich Ihre Brust den Schienbeinen nähert. Den Kopf etwas anheben und den Nacken gerade lassen. Die Knie bleiben leicht gebeugt, die Fersen lösen sich leicht vom Boden.
- Heben Sie nun konzentriert die Hüften weiter an, und ziehen Sie die Brust weiter zu den Schienbeinen. 4 bis 6 tiefe Atemzüge halten. Anschließend hinknien und im Fersensitz nachwirken lassen.
- 5 bis 8 Mal wiederholen.

Hund

- Im Vierfüßlerstand mit dem Ausatmen die Fußballen in die Matte drücken, Hüften anheben und Beine strecken. Die Arme sind schulterbreit gestreckt, Ihre Schultern bleiben geöffnet und entspannt. Der Kopf ist entspannt.
- Drücken Sie nun den Po weiter nach hinten oben. Oberschenkel anspannen, Fersen in den Boden drücken.
- 2 bis 6 Atemzüge halten, dann im Fersensitz ausruhen.

Körperliche Wirkung: kräftigt Arme und Schultern, gut gegen Rundrücken, dehnt die Beinrückseite
Geistige Wirkung: erfrischt den Geist
Ausgleich: Kindeshaltung
Hinweis: Brustkorb mit jedem Atemzug weiten

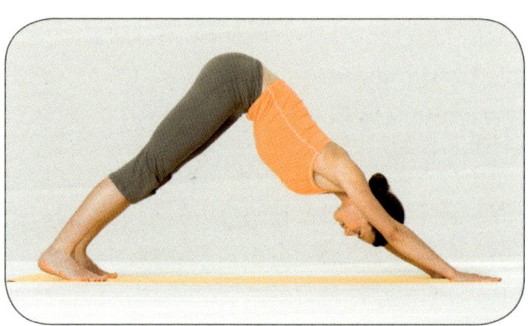

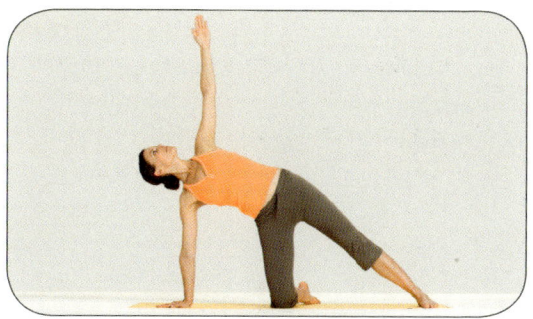

Seitstütz mit abgelegtem Knie

- Aus der einbeinigen Brettposition (Seite 23) nach links drehen, dabei das Gewicht auf den rechten Arm verlagern. Der Oberkörper bildet mit dem gestreckten Bein eine lange, gerade Linie. Das Knie des gebeugten Beins befindet sich senkrecht unter der Hüfte.
- Nun mit dem rechten Arm kraftvoll vom Boden abstützen und den linken Arm in Richtung Decke ausstrecken. Das Brustbein zeigt dabei nach vorn. Der Blick geht nach oben oder vorn.
- Einige Atemzüge halten. Dann über den Vierfüßlerstand in den Fersensitz kommen.
- Wechsel zur anderen Seite. 3 bis 5 Mal wiederholen.

Seitstütz mit gestreckten Beinen

- Ausgangsposition ist die beidbeinige Brettposition. Die Bewegungsausführung bleibt zunächst gleich wie eben beschrieben, nur lassen Sie beide Beine gestreckt aufeinander.
- Drücken Sie sich mit dem rechten Arm vom Boden weg, und heben Sie den linken Arm in die Senkrechte. Die Schultern bleiben entspannt.
- Position einige ruhige Atemzüge halten, dann die Seite wechseln.

Körperliche Wirkung: kräftigt Arme, Schultern, Bauch und Rücken
Geistige Wirkung: erfrischt die Gedanken
Ausgleich: Totenstellung, Hund
Hinweis: mit dem Becken weder nach hinten ausweichen noch durchhängen

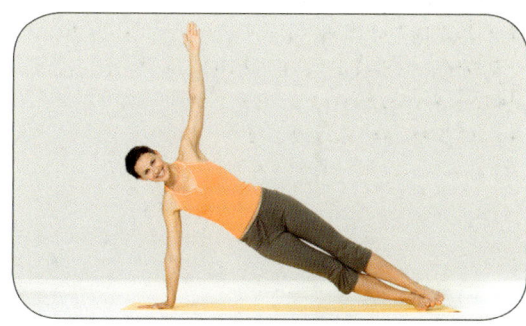

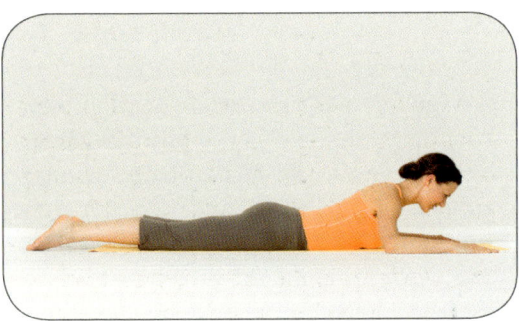

Kleine Kobra

- Bauchlage. Die Hüfte an den Boden schmiegen. Ellbogen auf Schulterhöhe platzieren, Unterarme parallel zueinander nach vorn ablegen. Die Beine nach hinten strecken, ohne sie vom Boden zu lösen.
- Einatmen: Heben Sie Nase, Kinn und dann den ganzen Kopf an, der Nacken bleibt dabei lang. Ihr Scheitel zeigt diagonal nach vorn.
- Ausatmen: Oberkörper und Kopf langsam wieder ablegen.
- Im Atemrhythmus 4 bis 6 Mal langsam wiederholen.

Kobra

- Bauchlage einnehmen. Arme nach vorn strecken, Hände etwas mehr als schulterbreit auseinander.
- Einatmen: Kopf und Brust vom Boden abheben. Lassen Sie die Schultern jedes Mal, wenn Sie den Oberkörper anheben, bewusst nach hinten unten sinken.
- Ausatmen: Kopf wieder zum Boden bringen. 4 bis 6 Mal langsam wiederholen.

Körperliche Wirkung: dehnt die Vorderseite des Körpers, aktiviert die Organe im Unterbauch
Geistige Wirkung: vitalisiert den Geist
Ausgleich: Hund
Hinweis: Achten Sie darauf, den oberen Rücken mit den Rückenmuskeln zu heben und zu strecken, nicht mit der Kraft der Arme.

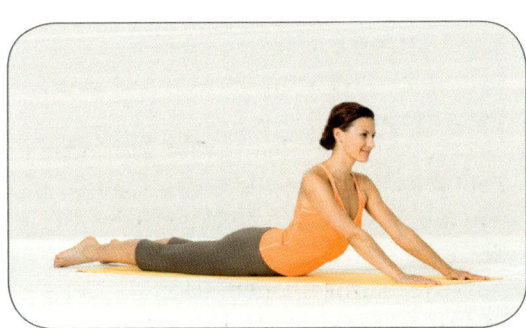

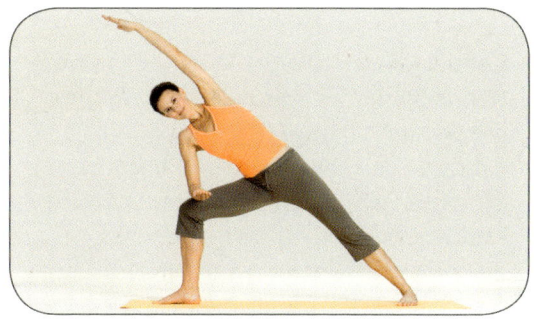

Gestreckte Seitdehnung mit abgestütztem Arm

- Aus der Bergposition in eine weite Grätsche gehen. Den rechten Fuß nach außen und die Zehen des linken leicht nach innen drehen.
- Einatmen und die Arme auf Schulterhöhe heben.
- Ausatmen und dabei das rechte Knie beugen, bis der Oberschenkel parallel zum Boden ist. Einatmen.
- Beim Ausatmen legen Sie den rechten Unterarm auf den Oberschenkel.
- Einatmen und den linken Arm über den Kopf heben, sodass Sie eine Diagonale von der Ferse des gestreckten Beins bis in die Fingerspitzen bilden.
- 3 bis 6 Atemzüge halten, dann die Seite wechseln. 2 bis 3 Mal wiederholen.

Gestreckte Seitdehnung

- Wie die vorangegangene Übung, nur beim zweiten Ausatmen die rechte Hand vor den rechten Fuß setzen, anstatt den Unterarm auf den Oberschenkel zu legen. Halten Sie die Position 3 bis 6 Atemzüge.
- Anschließend in die Ausgangsposition zurückkommen und die Übung auf der anderen Seite wiederholen.

Körperliche Wirkung: macht die Hüften beweglicher, strafft den gesamten Oberkörper
Geistige Wirkung: vitalisiert den Geist
Ausgleich: Hund
Hinweis: Konzentrieren Sie sich auf die Kraft Ihrer Beine, weiten Sie Ihren Brustkorb, während Sie sich strecken. Lassen Sie die Schultern stets unten.

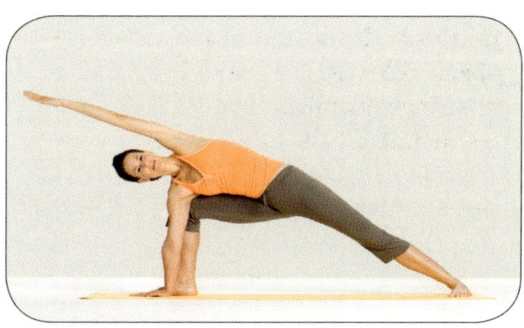

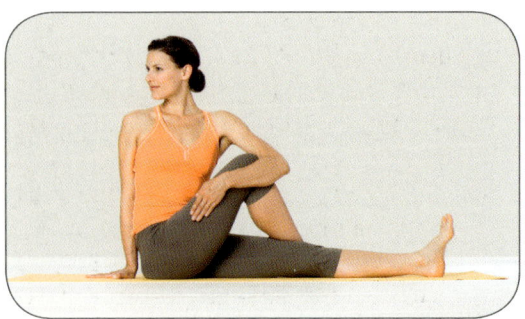

Drehsitz mit abgelegtem Arm

- Aufrecht sitzen, Beine sind gestreckt. Den rechten Fuß an der Außenseite des linken Knies flach aufsetzen, den linken Arm um das rechte Knie legen. Der Oberkörper ist aufgerichtet.
- Nun führen Sie den rechten Arm gestreckt hinter den Rücken und setzen die Fingerspitzen auf dem Boden auf.
- Jetzt langsam Bauch, Oberkörper, Schultern und zuletzt den Kopf nach rechts hinten drehen. Über die rechte Schulter schauen. Tief atmen und die Stellung einige Atemzüge halten.
- 5 bis 10 ruhige Atemzüge halten und die Übung auf der anderen Seite ausführen.
- 1 bis 2 Mal wiederholen.

Drehsitz

- Aufrecht sitzen, die Beine sind gestreckt. Den rechten Fuß an der Außenseite des linken Knies flach aufsetzen und mit dem Einatmen den linken Arm nach oben strecken.
- Ausatmen: Den linken Ellbogen mit einer Drehung der Wirbelsäule an die Außenseite des rechten Beins bringen. Die Fingerspitzen nach oben zur Decke richten.
- Position 3 bis 4 tiefe Atemzüge halten, dann lockern und die Seite wechseln.

Körperliche Wirkung: vertieft die Atmung, fördert die Beweglichkeit im Schulter- und Beckengürtel, stärkt die Abwehrkräfte
Geistige Wirkung: harmonisiert und gleicht aus
Ausgleich: Fersensitz, Wechselatmung
Hinweis: den Rücken lang machen und die Spannung halten

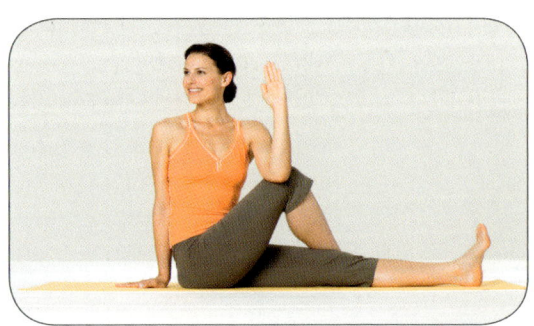

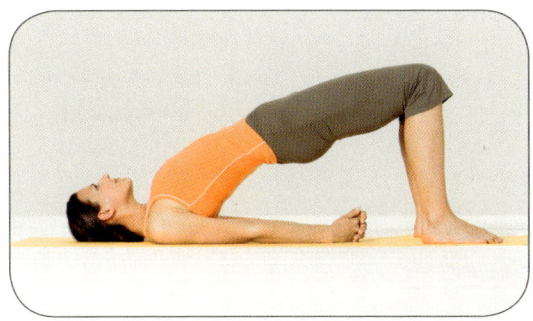

Kleine Brücke

- In Rückenlage die Beine angewinkelt aufstellen, die Füße sind hüftbreit geöffnet und parallel zueinander.
- Mit dem Einatmen die Hüften vom Boden abheben.
- Verschränken Sie die Hände unter dem Rücken, und ziehen Sie sie zu den Fersen. Dabei die Hüfte so hoch wie möglich drücken.
- Kurz halten, dann die Wirbelsäule am Boden abrollen. Dabei die Hände lösen.
- 3 bis 5 Mal dynamisch wiederholen.

Brücke

- In Rückenlage die Füße hüftbreit und parallel zueinander nah am Gesäß aufsetzen. Wenn möglich, die Fersen mit den Händen berühren.
- Beim Einatmen den Rücken anheben, bis Ihr Körper mit den Knien eine schiefe Ebene bildet. Geübte strecken ein Bein nach oben. 3 bis 4 Atemzüge halten. Das Gewicht ruht auf den Schultern.
- Beim Ausatmen lösen Sie die Spannung und rollen Wirbel für Wirbel ab. 3 bis 4 Mal wiederholen.

Körperliche Wirkung: stabilisiert den Blutdruck, lindert Nackenverspannungen, kräftigt das Zwerchfell, vertieft die Atmung
Geistige Wirkung: energetisiert
Ausgleich: Kobra

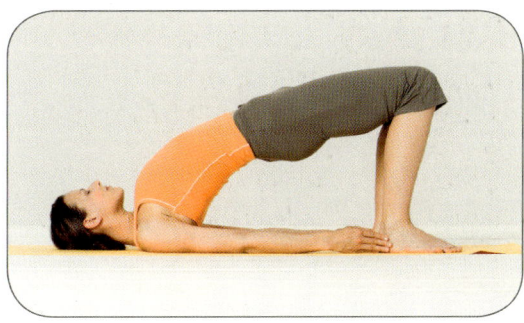

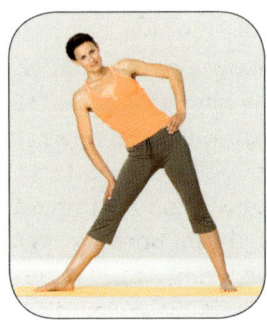

Einfaches Dreieck

- Aus der Bergposition in eine weite Grätsche gehen. Den rechten Fuß nach außen und die Zehen des linken leicht nach innen drehen.
- Einatmen: Beinmuskeln anspannen und die rechte Hand auf dem Oberschenkel ablegen, die Fingerspitzen zeigen zum Knie.
- Ausatmen: Beugen Sie sich seitlich aus der Hüfte nach rechts. Linke Hand in der Hüfte abstützen und über die linke Schulter nach oben schauen.
- 3 bis 6 Atemzüge halten, dann tief einatmen und zurück in die Bergposition gehen. Die Seite wechseln.
- 3 bis 5 Mal ruhig und konzentriert wiederholen.

Gedrehtes Dreieck

- Aus der Bergposition in eine weite Grätsche gehen. Beide Arme seitlich auf Schulterhöhe ausstrecken. Spannen Sie die Beinmuskeln an. Einatmen.
- Mit der Ausatmung den Oberkörper aus der Hüfte nach rechts beugen und die Arme in die Vertikale bringen. Behalten Sie die Spannung in den Armen bei. Ihr Blick geht zur linken Hand nach oben.
- 3 bis 6 Atemzüge halten, dann zurück in die Bergposition gehen. Die Seite wechseln.

Körperliche Wirkung: erhöht die Atemkapazität, vitalisiert
Geistige Wirkung: unterstützt dabei, neue Perspektiven einzunehmen
Ausgleich: Hund

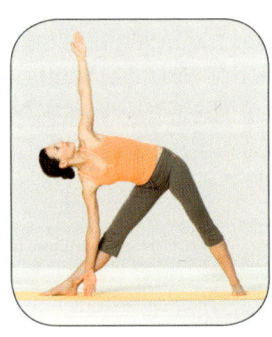

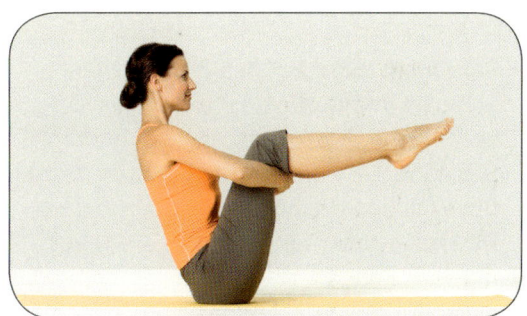

Einfaches Boot

- Mit aufgestellten Beinen auf den Boden setzen, die Pomuskeln anspannen. Knie und Knöchel eng aneinanderstellen, die Hände unter den Knien verschränken.
- Lehnen Sie sich zurück, bis die Füße den Boden verlassen. Füße so weit wie möglich anheben. Dabei verändern die Oberschenkel nicht ihre Position.
- Brustbein anheben und den Rumpf mit den Bauchmuskeln stabilisieren. Position auf den Sitzbeinhöckern halten.
- 3 bis 6 Atemzüge halten und dann die Beine auf dem Boden abstellen.
- 3 bis 5 Mal wiederholen.

Boot

- Auf den Boden setzen und Beine aufstellen. Mit beiden Händen von außen an die Kniebeugen fassen. Das Gewicht leicht nach hinten verlagern, Füße anheben.
- Beine nach vorn oben strecken, Waden sind parallel zum Boden. Den Rücken immer lang und gerade lassen.
- Nun die Hände lösen und die Arme waagerecht nach vorn strecken. Position halten und tief durchatmen. Zum Abschluss spüren Sie ein wenig in sich hinein.

Körperliche Wirkung: verbessert die Haltung, kräftigt Beine und Po, fördert die Verdauung
Geistige Wirkung: fördert geistige Balance und innere Harmonie
Ausgleich: Brücke
Hinweis: Brustkorb möglichst weit anheben

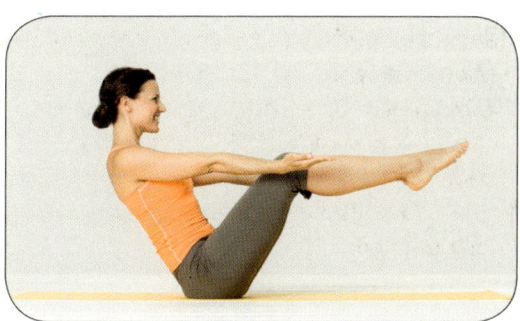

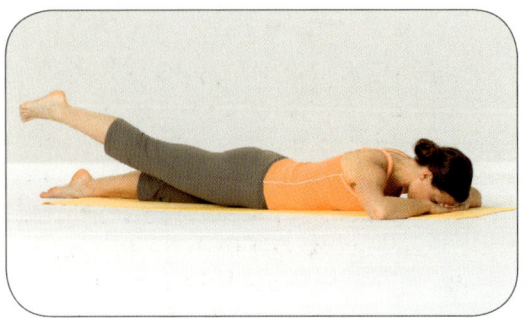

Halbe Heuschrecke

- Bauchlage. Die Stirn auf dem Handrücken ablegen, Schultern nach unten senken.
- Einatmen: Heben Sie das rechte Bein nach hinten oben, halten Sie es einen Moment gestreckt, dann einige Male im Atemrhythmus heben und senken. Dabei die rechte Beckenseite nicht verdrehen.
- Ausatmen: Bein langsam ganz absenken und die Seite wechseln. 3 bis 5 Mal pro Seite wiederholen.
- Abschließend in der Totenstellung entspannen.

Heuschrecke

- Bauchlage. Stirn auf den Boden legen, Füße leicht öffnen. Arme am Körper anlegen, Hände mit Handflächen nach oben auf Höhe des Schambeins unter den Körper schieben. Beine strecken und untere Rückenmuskeln anspannen.
- Mit dem Einatmen beide Beine anheben und für einen Moment halten.
- Beim Ausatmen langsam zurücksinken lassen und entspannen.

Körperliche Wirkung: aktiviert die Blutzirkulation, hilft bei Magen- und Darmbeschwerden, massiert Leber, Bauchspeicheldrüsen und Nieren
Geistige Wirkung: weckt neue Energien
Ausgleich: Hund, Kindeshaltung
Hinweis: eventuell Decke unterlegen

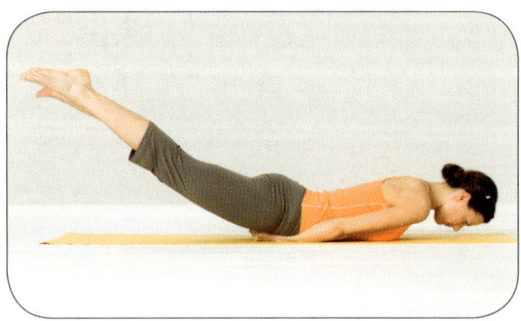

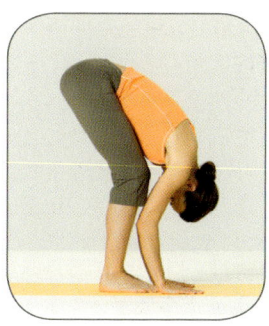

Vorbeuge mit gestreckten Beinen

- Wie die Übung vorher, jedoch legen Sie nun nach dem Entspannen des Nackens, des Kiefers und des oberen Rückens die Hände von außen um die Fesseln und ziehen den Oberkörper aktiv zu den Beinen.
- Einatmen und beim Aufrichten die Arme seitlich über den Kopf heben. 5 Mal wiederholen und zur Intensivierung einige Atemzüge halten.

Körperliche Wirkung: dehnt Rücken und Beinrückseite
Geistige Wirkung: hilft gegen Müdigkeit; exzellente Entspannungsübung
Ausgleich: Kindeshaltung
Hinweis: Bringen Sie die Vorbeuge mit der Atmung in Einklang; lassen Sie Ihr Körpergewicht und die Schwerkraft arbeiten.

Vorbeuge mit gebeugten Beinen

- Aufrecht stehen, die Füße etwa hüftbreit auseinander.
- Einatmen und die Arme über den Kopf heben.
- Beim Ausatmen beugen Sie sich aus der Hüfte mit geradem Rücken nach vorn. Dabei die Arme seitlich absenken, bis sie mit den Fingern den Boden berühren. Knie leicht beugen, sodass der Oberkörper locker und entspannt ist.
- Entspannen Sie Nacken, Kiefer und oberen Rücken.
- Einatmen, aufrichten und die Arme seitlich wieder über den Kopf heben.
- 3 bis 5 Mal wiederholen.

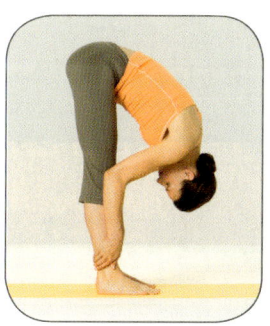

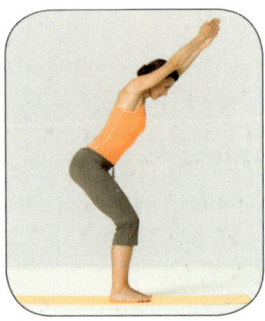

Kraftvolle Haltung

- Berghaltung. Mit dem Einatmen die Arme über den Kopf heben und die Handflächen aneinanderlegen. Die Schultern bleiben unten.
- Ausatmen, die Hüfte senken und in eine tiefe Hocke gehen. Füße stehen fest auf dem Boden. Strecken Sie nun den Rumpf über die Fingerspitzen hinaus nach oben.
- Position einige Sekunden halten, weiter tief und ruhig atmen. Füße und Unterschenkel sind parallel.
- Zum Abschluss langsam die Arme senken und die Beine lockern.
- 3 bis 5 Mal wiederholen.

Kraftvolle Haltung – Adler

- Berghaltung. Das Becken nach hinten unten senken, so als wollten Sie sich hinsetzen. Beine so weit beugen, bis sich die Oberschenkel fast parallel zum Boden befinden. Bauch auf die Oberschenkel legen und Oberkörper etwas anheben.
- Breiten Sie die Arme seitlich in Schulterhöhe aus – wie ein Adler. Die Position für einige ruhige Atemzüge halten.

Körperliche Wirkung: vitalisiert den Organismus, kräftigt Fuß- und Beinmuskulatur
Geistige Wirkung: entwickelt Stabilität und Standfestigkeit
Ausgleich: Vorbeuge
Hinweis: Die Knie sollten über den Zehen stehen; Zehen stets gerade halten und trotz der Anstrengung immer ruhig atmen.

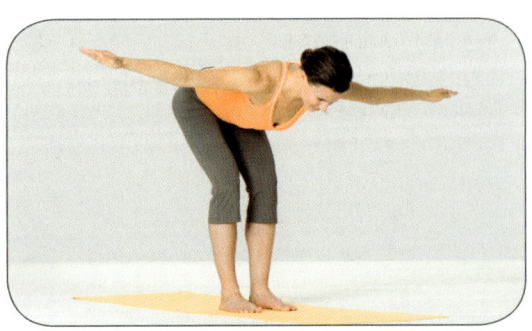

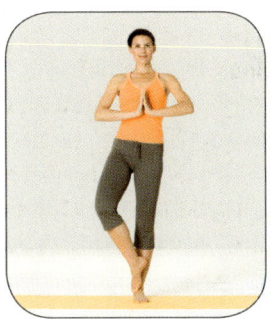

Einfacher Baum

- Aufrecht stehen und die Hände in der Gebetshaltung vor der Brust halten.
- Ausatmen: Das Körpergewicht auf den linken Fuß verlagern.
- Einatmen: Rechten Fuß an den linken Unterschenkel legen, gegebenenfalls so weit unten, dass Sie sich mit den Zehenspitzen am Boden abstützen können.
- Gebetshaltung beibehalten und einen Punkt in Augenhöhe fixieren. Halten Sie die Position einige tiefe Atemzüge.
- Dann wechseln Sie die Seiten. 3 bis 5 Mal wiederholen.

Baum

- Berghaltung. Hände sind in Gebetshaltung vor der Brust. Einatmen.
- Ausatmen: Den rechten Fuß mithilfe der rechten Hand zur Innenseite des linken Oberschenkels bringen. Achten Sie auf einen sicheren Stand, und nehmen Sie die Gebetshaltung ein.
- Einatmen: Nun die Arme über den Kopf nach oben ausstrecken und einige tiefe Atemzüge in dieser Position verweilen. Dann die Seite wechseln.

Körperliche Wirkung: stärkt den Gleichgewichtssinn, kräftigt Bein- und Fußmuskulatur
Geistige Wirkung: beruhigt den Geist
Ausgleich: Wechselatmung, Vorbeuge
Hinweis: Stellen Sie sich vor, Sie sind ein stolzer, mit der Erde verwachsener Baum.

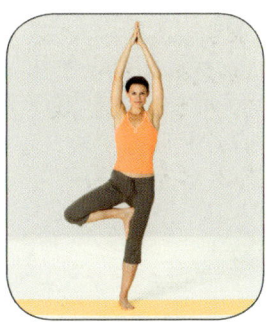

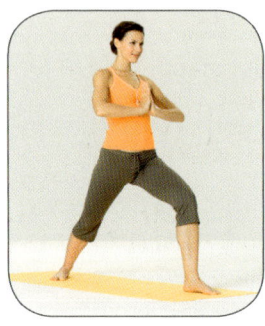

Krieger I mit abgesenkten Armen

- Berghaltung. Den rechten Fuß etwas nach außen drehen und mit dem linken einen Ausfallschritt nach vorn machen. Dabei das Brustbein anheben und das Becken gerade nach vorn richten.
- Ausatmen: Das vordere Knie beugen, der Rumpf bleibt dabei aufrecht.
- Einatmen: Halten Sie die Hände in der Gebetshaltung vor der Brust.
- 3 bis 6 Atemzüge halten, dann die Arme senken und die Beine schließen. Die Seite wechseln.

Krieger I

- Berghaltung. Linken Fuß etwas nach außen drehen, mit dem rechten einen Ausfallschritt nach vorn machen.
- Ausatmen: Beugen Sie das linke Knie, bis der Oberschenkel parallel zum Boden ist.
- Einatmen: Arme über den Kopf nach oben strecken, Handflächen zueinander. Ihr Blick geht leicht nach oben, der Nacken ist lang.
- 3 bis 6 Atemzüge halten, Arme senken und Beine schließen. Seite wechseln.

Körperliche Wirkung: kräftigt Beine und Füße, beugt Kniebeschwerden vor
Geistige Wirkung: fördert die geistige Wachheit
Ausgleich: Hund, Vorbeuge
Hinweis: Becken gerade und nach vorn ausrichten, Außenseite der hinteren Ferse in den Boden drücken, Bauchmuskeln anspannen

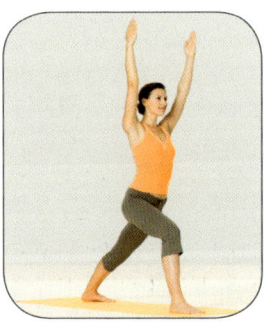

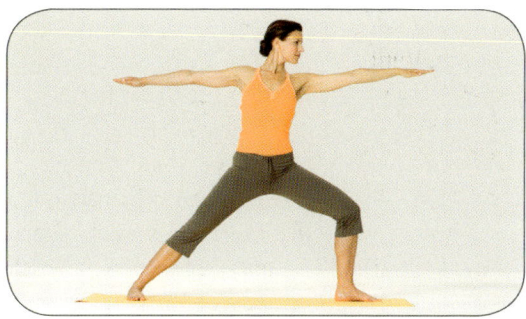

Einfacher Krieger II

- Berghaltung. In eine mittelgroße Grätsche gehen. Gleichzeitig die Arme auf Schulterhöhe anheben und parallel zum Boden halten, die Handflächen zeigen nach unten.
- Einatmen: Linken Fuß 90 Grad nach außen drehen, den rechten 45 Grad nach innen. Die Außenkante des rechten Fußes fest in den Boden drücken, die Außenseite des rechten Beins strecken.
- Ausatmen: Das linke Bein beugen, bis sich das linke Knie über der Ferse befindet. Der Blick geht geradeaus über den linken Arm. Schultern nach unten ziehen.
- Position mehrere Atemzüge halten. In umgekehrter Reihenfolge zurück in die Ausgangsstellung. Dann die Seite wechseln. 3 bis 5 Mal wiederholen.

Krieger II

- Berghaltung. Position wie vorher beschrieben einnehmen.
- Einatmen: Linken Fuß 90 Grad nach außen drehen, den rechten 45 Grad nach innen.
- Ausatmen: Beugen Sie das linke Bein, bis der Oberschenkel parallel zum Boden ist. Ihr Blick geht über die linke Hand in die Ferne. Schultern nach unten ziehen. Vorderes Bein so weit beugen, bis das Kniegelenk im 90-Grad-Winkel steht. Einige Atemzüge halten, dann Seite wechseln.

Körperliche Wirkung: stärkt und dehnt sämtliche Bein- und Rückenmuskeln
Geistige Wirkung: vitalisiert, stärkt die Selbstsicherheit und Unabhängigkeit
Ausgleich: Hund
Hinweis: die Arme maximal ausstrecken

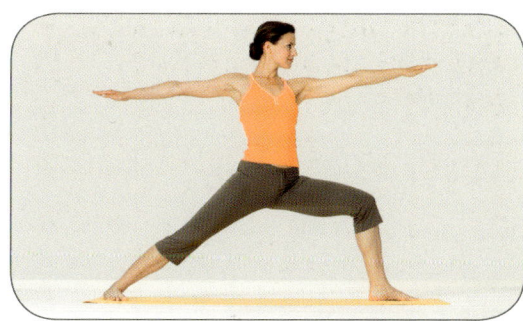

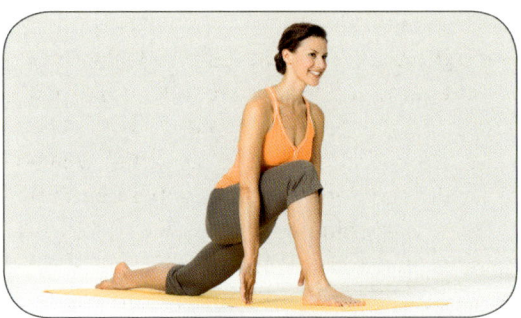

Aufgehender Mond mit abgesenkten Armen

- Aus dem Stand das linke Bein nach hinten setzen, die Zehen und das Knie berühren den Boden. Der rechte Unterschenkel ist senkrecht über dem Sprunggelenk.
- Legen Sie die Hände so auf den Boden, dass Sie sich abstützen können.
- Richten Sie den Oberkörper auf, und lassen Sie gleichzeitig Ihre Hüften in Richtung Boden sinken. Der Blick geht geradeaus nach vorn, der Nacken ist lang.
- Einige Atemzüge in dieser Position verharren, dann die Seite wechseln.
- 3 bis 5 Mal wiederholen.

Aufgehender Mond

- Aus dem Hund mit dem rechten Fuß einen Schritt nach vorn zwischen die Hände machen. Linken Fuß ablegen.
- Hüften zum Boden sinken lassen, den Oberkörper aufrichten, Arme und Fingerspitzen nach oben ausstrecken. Die Schultern bleiben geweitet und aktiv nach hinten unten gezogen. Nun den Brustraum weiten, als ob Sie Ihr Herz öffnen wollten.
- Position halten, solange es angenehm ist. Dann die Arme absenken und in den Hund zurückkommen. Die Seite wechseln.

Körperliche Wirkung: dehnt die Beine und fördert die Beweglichkeit der Hüften
Geistige Wirkung: bringt die körperliche und geistige Energie zum Fließen
Ausgleich: Fersensitz

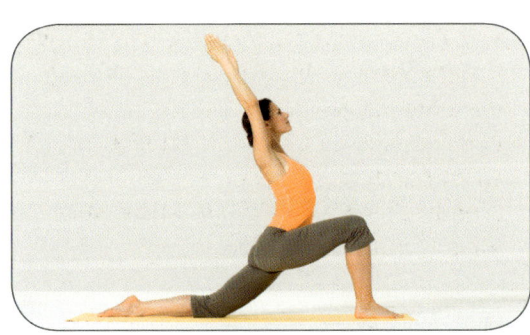

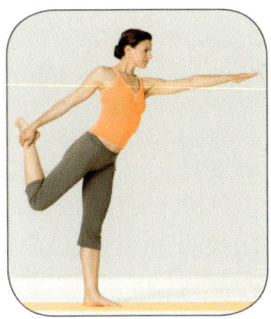

Einfacher Tänzer

- Berghaltung. Das Gewicht auf den linken Fuß verlagern.
- Einatmen: Das rechte Bein nach hinten anwinkeln und mit der rechten Hand den Rist umfassen. Linken Arm nach vorn ausstrecken, den Blick über den gestreckten Arm nach vorn richten und einen Punkt fixieren.
- Ausatmen: Heben Sie das rechte Bein so weit nach hinten an, wie es angenehm ist. Das Becken weicht nicht aus. Position 3 bis 4 Atemzüge halten.
- Wer sich unsicher fühlt, stützt sich an einer Wand ab. Langsam zurück in die Grundstellung gehen. Seite wechseln.
- 3 bis 5 Mal wiederholen.

Tänzer

- Berghaltung. Gewicht auf den linken Fuß verlagern. Wie vorher rechten Fußrist fassen. Körper bewusst längen.
- Mit dem Einatmen den linken Arm waagerecht nach vorn strecken, dabei den Fuß leicht nach hinten drücken. Knie nicht zur Seite ausweichen lassen.
- Ausatmen: Nach vorn beugen, bis der rechte Oberschenkel etwa parallel zum Boden ist.
- Balance 3 bis 6 Atemzüge halten, in die Berghaltung zurückkommen. Seite wechseln.

Körperliche Wirkung: regt den ganzen Organismus an, stärkt die Rumpfmuskulatur
Geistige Wirkung: fördert innere Stabilität und Konzentration
Ausgleich: Vorbeuge

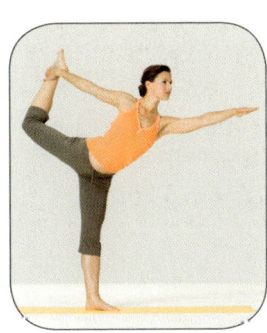

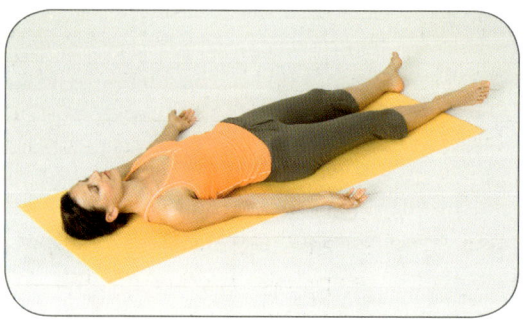

Totenstellung (Rückenlage)

- Gegebenenfalls etwas Wärmeres anziehen, damit Sie nicht auskühlen.
- Auf den Rücken legen, Beine und Fußspitzen leicht nach außen fallen lassen, die Handflächen zeigen nach oben.
- Schließen Sie die Augen, und lockern Sie nun jeden einzelnen Muskel, indem Sie ihn aufmerksam beobachten. Atmen Sie dabei tief und gleichmäßig durch die Nase in den Bauch hinein.
- Die Übung mindestens 5 Minuten lang ausführen.
- Zum Schluss nochmals tief durchatmen, langsam auf die Seite drehen, Knie anziehen und im Schneidersitz nach oben kommen.

Totenstellung (Bauchlage)

- Legen Sie sich auf den Bauch. Der Kopf liegt mit der Stirn auf dem Handrücken oder ist zur Seite gedreht und liegt mit der Schläfe auf.
- Wenn Sie die Beine zu einer leichten Grätsche öffnen, liegen Sie bequemer und können leichter entspannen.

Körperliche Wirkung: entlastet den Rücken, beruhigt das Nervensystem
Geistige Wirkung: beruhigt und erfrischt den Geist, weckt neue Energien
Ausgleich: Brücke
Hinweis: Noch angenehmer wird es, wenn Sie sich mit einer Decke zudecken und den Kopf auf ein flaches Kissen legen.

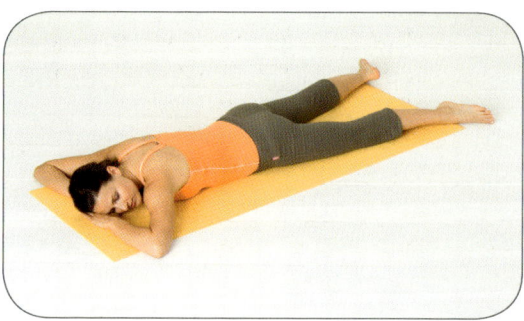

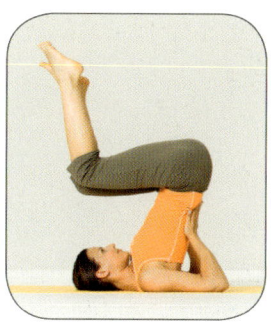

Halber Schulterstand

- Rückenlage. Die Beine anziehen und behutsam nach oben strecken, sodass sich das Becken hebt.
- Rücken und Hüfte mit den Händen abstützen, Rumpf und Beine bilden etwa einen 90-Grad-Winkel. So ruhig und tief atmend verweilen.
- Um die Position aufzulösen, die Knie in Richtung Stirn senken. Dabei mit den Händen abstützen, Rücken und Becken langsam abrollen lassen. Kopf und Schultern bleiben die ganze Zeit am Boden!

Schulterstand

- Auf dem Rücken liegend die Knie an die Brust ziehen. Die Arme neben den Körper legen und fest nach unten drücken, um die Hüften vom Boden zu heben.
- Weiter hochrollen, bis Sie Ihre Hände gegen den unteren Rücken stemmen und dann bis zu den Rippen gleiten lassen können. Die Ellbogen zueinander ziehen und das Kinn zur Brust führen, wenn Sie Ihren Körper anheben.
- Position 6 bis 8 Atemzüge halten, langsam wieder zurückrollen und entspannen.

Körperliche Wirkung: reguliert den Blutkreislauf, entlastet das Herz, vertieft die Atmung und beugt Venenleiden vor
Geistige Wirkung: wirkt beruhigend
Ausgleich: Brücke

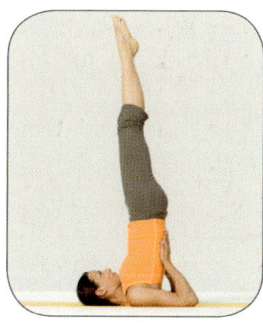

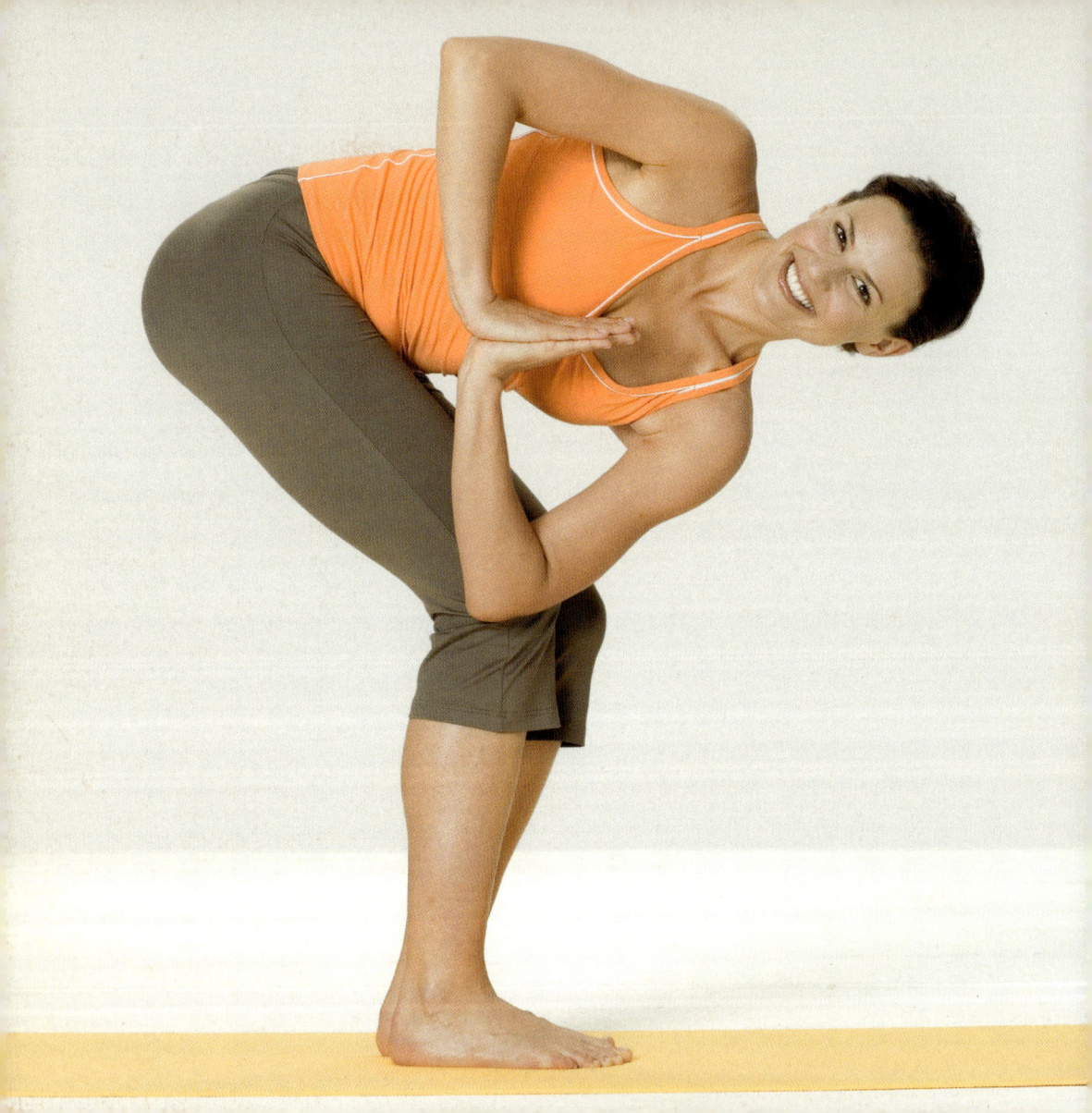

Übungssequenzen

Ein Muss für jeden Yogatrainierenden ist es, den Tag mit dem traditionellen Sonnengruß Surya Namaskara zu beginnen. Er bringt den Kreislauf in Schwung, vitalisiert und bereitet optimal auf das Training vor. Je nach Befindlichkeit sorgen Sie mit den kleineren Sequenzen zwischendurch für mehr Energie oder bringen Körper und Geist zur Ruhe.

Sonnengruß – Surya Namaskara

Er ist der ideale Start in den Tag. Der neunteilige Bewegungsablauf ermöglicht einen leichten Einstieg und trainiert alle Körperpartien gleichmäßig. Ein wahrer Energieschub!

Erst jede Phase einzeln üben, dann alle hintereinander, bis Sie den Bewegungsablauf fließend beherrschen. Auf eine kontinuierliche und harmonische Atmung achten.

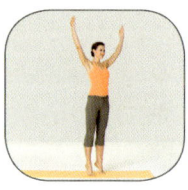

1. Berghaltung (einatmen)

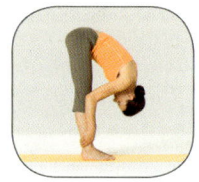

2. Vorbeuge (ausatmen)

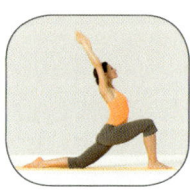

3. Aufgehender Mond (einatmen)

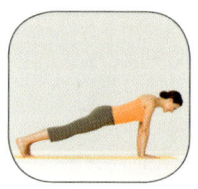

4. Brett (ausatmen)

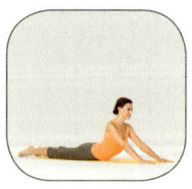

5. Kobra (einatmen)

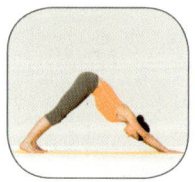

6. Hund (ausatmen)

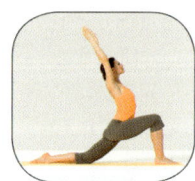

7. Aufgehender Mond (einatmen)

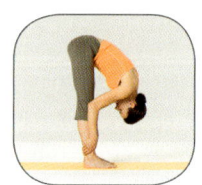

8. Vorbeuge (ausatmen)

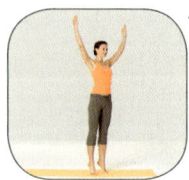

9. Berghaltung (einatmen)

Atmung einschieben

Zu Beginn jeder Position können Sie, wann immer es nötig ist, eine »Zwischenatmung« nehmen.

Sonnengruß II

Ein Energiefrühstück für Körper und Geist. Sie öffnen Ihre Kraftquellen und geben auch Ihrer Seele neuen Raum. In ein paar Minuten tanken Sie Power für den ganzen Tag!

Die Phasen des Sonnengrußes sollen sich dem Rhythmus des ruhigen Ein- und Ausatmens anpassen. Fortgeschrittene versuchen, jede Phase in einem Atemzug auszuführen.

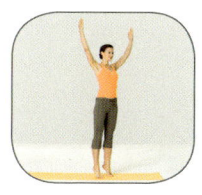

1. Berghaltung (einatmen)

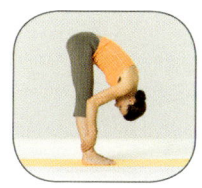

2. Vorbeuge (ausatmen)

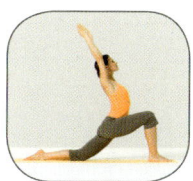

3. Aufgehender Mond (einatmen)

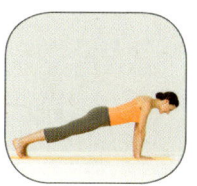

4. Brett (ausatmen)

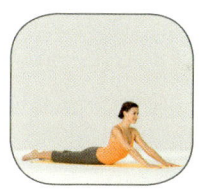

5. Kobra (einatmen)

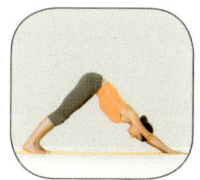

6. Hund (ausatmen)

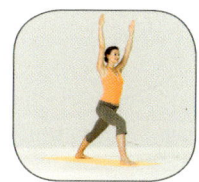

7. Krieger I (einatmen)

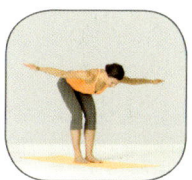

8. Kraftvolle Haltung – Adler (ausatmen)

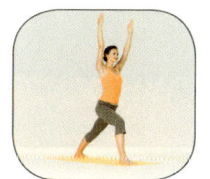

9. Krieger I (einatmen)

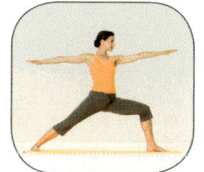

10. Krieger II (ausatmen)

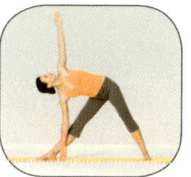

11. Gedrehtes Dreieck (einatmen)

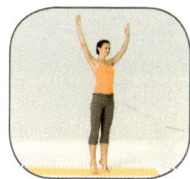

11. Berghaltung (ausatmen)

Programme für Einsteiger

Mit den hier vorgeschlagenen Übungsse-
quenzen können Sie gleich starten.

Kurze Bewegungsfolgen garantieren Anfän-
gern einen leichten Einstieg, bringen Energie
und Ausgeglichenheit.

Für mehr Energie

Diese Abfolge aktiviert Körper und Geist.

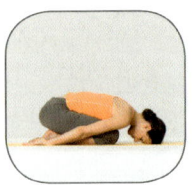

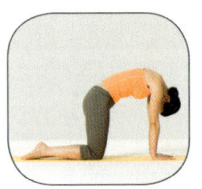

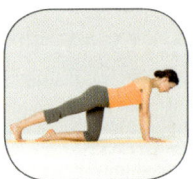

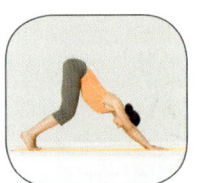

1. Kindeshaltung
   (mehrere Atemzüge
   halten)

2. Katze (einatmen)

3. Brett mit ab-
   gelegtem Knie
   (ausatmen)

4. Hund mit ge-
   beugten Beinen
   (2 bis 3 Atemzüge
   halten)

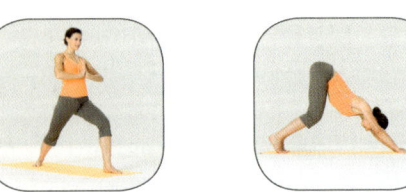

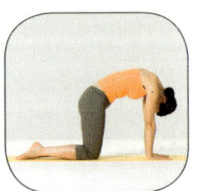

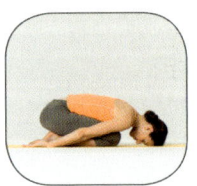

5. Krieger I mit ab-
   gesenkten Armen
   (3 bis 4 Atemzüge
   halten)

6. Hund mit ge-
   beugten Beinen
   (2 bis 3 Atemzüge
   halten)

7. Katze (einatmen)

8. Kindeshaltung
   (mehrere Atemzüge
   halten)

Für innere Ruhe
Atmen Sie bewusst ein und aus. Trainieren Sie, bis alle Bewegungen fließen.

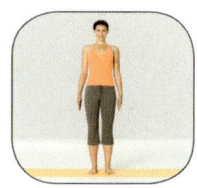

1. Berghaltung –
   aufrechter Stand
   (mehrere Atemzüge
   halten)

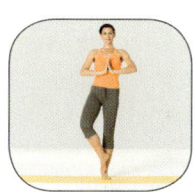

2. Einfacher Baum
   (einatmen)

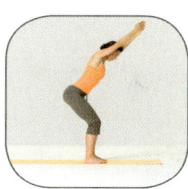

3. Kraftvolle Haltung
   (ausatmen)

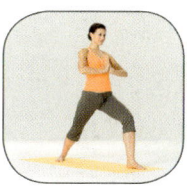

4. Krieger I mit ab-
   gesenkten Armen
   (einatmen)

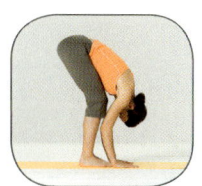

5. Vorbeuge mit
   gebeugten Beinen
   (ausatmen)

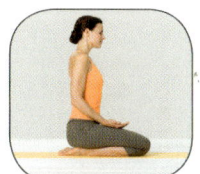

6. Fersensitz
   (mehrere Atemzüge
   halten)

Impressum

**© 2011 by Südwest Verlag,
einem Unternehmen der Verlagsgruppe
Random House GmbH, 81673 München**

Hinweis: Das vorliegende Buch ist sorgfältig
erarbeitet worden. Dennoch erfolgen alle
Angaben ohne Gewähr. Weder Autor noch
Verlag können für eventuelle Nachteile oder
Schäden, die aus den im Buch gegebenen
Hinweisen resultieren, eine Haftung über-
nehmen.

Wir danken yogishop.com für die freundliche
Unterstützung der Fotoproduktion.

Redaktionsleitung: Silke Kirsch
Projektleitung: Esther Szolnoki
Lektorat: Birgit Dauenhauer, Regensburg

Umschlaggestaltung und -konzeption:
Katja Muggli, München, unter Verwendung
von Fotos von Emely, München
Layoutkonzeption: Katja Muggli, München
**Bildredaktion und Leitung der
Fotoproduktion:** Sabine Kestler
Fotografie: Emely photography, München
Illustrationen Mandalas: Marion und Werner
Tiki Küstenmacher
Bildnachweis: Lizenzfreie Bilder: 13 (digital
vision), 6 (gettyimages); Südwest Verlag,
München: 10 (R. Hofmann)
Satz und Produktion: Katja Muggli, München
Litho: Artilitho snc, Lavis (Trento)
Druck und Verarbeitung: Těšínská tiskárna,
Český Těšín
Printed in the Czech Republic

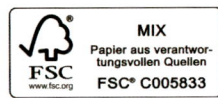

Verlagsgruppe Random House FSC-DEU-0100
Das für diesen Titel verwendete
FSC®-zertifizierte Papier *Profisilk* wurde
produziert von Sappi Alfeld.

ISBN 978-3-517-08673-6
817 2635 4453 6271